胡希恕医学全集

胡希恕医论医案集粹

（第二版）

主　编　段治钧　冯世纶　廖立行

编　委　胡　耀　张舒君　段治钧
　　　　冯世纶　廖立行

U0335431

中国中医药出版社

·北　京·

图书在版编目（CIP）数据

胡希恕医论医案集粹 / 段治钧，冯世纶，廖立行主编. —2 版. —北京：中国中医药出版社，2018. 2（2024.11重印）

（胡希恕医学全集）

ISBN 978-7-5132-4681-1

Ⅰ. ①胡…　Ⅱ. ①段…　②冯…　③廖…　Ⅲ. ①医论-汇编-中国-现代　②医案-汇编-中国-现代　Ⅳ. ①R249. 7

中国版本图书馆 CIP 数据核字（2017）第 310260 号

中国中医药出版社出版

北京经济技术开发区科创十三街 31 号院二区 8 号楼

邮政编码　100176

传真　010-64405721

河北新华第二印刷有限责任公司印刷

各地新华书店经销

开本 710×1000　1/16　印张 11. 25　字数 131 千字

2018 年 2 月第 2 版　2024 年 11 月第 7 次印刷

书号　ISBN 978-7-5132-4681-1

定价　39. 00 元

网址　www. cptcm. com

服 务 热 线　010-64405510

购 书 热 线　010-89535836

维 权 打 假　010-64405753

微信服务号　zgzyycbs

微商城网址　https://kdt. im/LIdUGr

官 方 微 博　http://e. weibo. com/cptcm

天猫旗舰店网址　https://zgzyycbs. tmall. com

内容提要

胡希恕先生是中国近代著名的《伤寒论》研究者、临床实践家和中医教育家，是有独特理论体系的经方学派大师。本书是学习研究胡希恕学术思想的重要参考资料。书中的新文献资料有：胡希恕先生亲撰论文《柴胡剂的应用概述》、由编者记录保存的胡希恕先生讲“常见病的治疗”和胡希恕先生的78个医案。为方便读者学习，在胡希恕先生教学讲座录音中，采撷了5个专题辑录，还有大量的胡希恕先生治疗经验摘选等丰富内容。这不但对学者读懂张仲景，并掌握仲景书辨证施治的理论体系和其精神实质会有所裨益，而且对临床实践有直接的借鉴和启示作用。

《胡希恕医学全集》总序

胡希恕先生（1898—1984）是现代经方大家，我们学习和整理其著作已走过40余年历程。值此胡老诞辰120周年前夕，我们编辑、刊出《胡希恕医学全集》以飨读者。

想当初，跟随先生抄方、聆听先生讲课、抄录先生笔记一段时间后，我们似感已了解老师学术的全部内涵。但随着学习的深入，我们才渐渐感悟到，自己对老师学术思想的认识、对经方医学的认识，尚只"登堂"，并未"入室"，这在我们已整理出版的胡老系列著作上有所体现。

早期，我们整理了胡希恕先生的临床验案及主要学术思想，发表于国内外期刊；并整理了胡老对《伤寒论》研究的笔记、胡老讲课录音等，出版了《经方传真》（初版）、《中国百年百名中医临床家·胡希恕》等，初步认识到胡希恕先生提出的"《伤寒论》的六经来自八纲"学术思想，理解了为何日本学者经考察后做出"胡希恕先生是有独特理论的、著名的《伤寒论》研究者、经方家"的高度评价。

胡希恕先生的著作刊出后，受到国内外医界的关注和热评，尤其是他提出"《伤寒论》的六经来自八纲"的思想，震撼了国内外医界，甚至被盛赞为"开启了读懂《伤寒论》的新时代"！随着医界同仁对胡老学说的重视，我们也进一步深入学习和探讨胡老学说的"学术轨迹"。2006年，我们看到了胡老更多的手稿笔记，并惊奇地发现：胡老于1982年讲完《伤寒论》《金匮要略》原文后，在病重期间还继续修改其“经方笔记”（如对《伤寒论》第214条进行了重新注解）。最值得注意的是，胡老对《伤寒论》第147条、148条的注解，不同时期的差别很大：1983年胡老对这两条的认识，与1982年的认识有明显不同。随后，我们再翻看胡老其他年代的相关笔记，竟然发现胡老对这两条的认识，大约10年就有一个变化！

对手稿笔记不厌其烦地反复修改，突显了胡希恕先生治学态度的严谨、对经方研究的执着，亦使我们通过胡老的“修改痕迹”，看到了经方医学发展的“学术轨迹”。《伤寒论》的每一条文、每一方证，均来自于临床的反复实践，是几代人、几十代人诊疗历史的循证结果。后来，我们通过对相关医史文献的学习，更加明确了胡希恕先生所倡导的经方体系、被赞誉的“独特理论”，是与以《内经》为代表的医经理论体系不同的经方医学。因此，我们又重新整理了先生的有关著作，出版了《经方医学：六经八纲读懂伤寒论》《胡希恕伤寒论讲座》《胡希恕金匮要略讲座》等多部著作。

通过几十年的整理、学习胡希恕先生的学术思想，我们明确了“《伤寒论》的六经来自八纲”的核心观点，理解了“六经是如何形成的”这个疑难谜题。通过进一步的学习和临床，我们在学术观念上有了重大突破，更加明确地提出：中医自古就存在两大医学理论体系，即以《内经》为代表的医经体系和以《伤寒论》为代表的经方体系。

值此胡希恕先生诞辰120周年前夕，我们经过反复研讨、精心编辑，终于推出《胡希恕医学全集》。全集重在整理胡希恕先生对经方医学的理论阐述和临床应用（含医案解析），尤其侧重胡老对《伤寒论》《金匮要略》条文的注解、对经方方证的研究。全集包罗万象、精彩纷呈：有以胡老讲课录音为主者，有以胡老手稿笔记为主者，还有录音笔记结合、胡老弟子整理的“精华版”，从各角度、各方面系统完整地反映了胡老对经方的研究成果和临床经验。需要说明的是，全集所刊内容，原则上以胡老笔记和授课的原始记录为主，以便体现胡老原原本本的学术风貌。至于我们作为胡老亲授弟子对胡希恕学术思想的理解和注释，则以“解读”或“编者按”的方式进行附加说明。

全集试图展现胡希恕先生长期研究经方的思想历程，体现不同时期、不同阶段胡老对经方的认识。当然，全集之中的“解读”篇章，亦体现了胡老弟子继承和弘扬经方医学的心路历程。我们在继承胡老学说的基础上，也做了一些新的学术探讨：如在《胡希恕病位类方解》的基础上，我们探讨了如何把胡老对经方按照“表、里、半表半里”分类，进一步全部按照“六经”分类。后来，以“经方六经类方证”为特色的《经方传真（修订版）》出版后，受到了国内外经方同仁的青睐与好评，这使我们备受鼓舞，促使我们更加精细地对《伤寒杂病论》的六经和方证进行新探讨。当然，我们对胡老学说所做的整理工作还有很多不足之处，对经方医学的研究尚待进一步深入。每当我们因工作疲劳，稍显倦怠之时，胡希恕先生严谨治学之语就在耳边响起——每每有人劝说胡老出书时，胡老总是说：“我还没考虑好，等考虑好后再说吧！”

此次，我们编辑出版《胡希恕医学全集》，其目的除了让我们能够系统、完整地学习胡希恕“六经-八纲-方证”经方医学体系外，还希望广大读者能够通过全集有所感悟：胡希恕先生研究经方的成果，只是经方医学发展过程中的一小部分。对《伤寒杂病论》乃至“经方医学”的深度研究，需要下大力气进行继承和弘扬。“经方医学”仍然存在许多问题亟待研究、探讨和突破，需要一代又一代医家进行理论思考和临床实践！

让我们努力做一代经方传人吧！

冯世纶

2016年中秋

前　言

近代经方大师胡希恕先生（1898—1984）以毕生精力致力于仲景书的研究，所持理论学说、辨证思维方法、临床治疗，悉遵仲景。先生的最大成就是：跳出以《内经》释《伤寒论》的窠臼，提出八纲中寓半表半里的重要概念，阐释六经来自八纲并反映八纲、乃病之见于证的六种基本类型，以厘正六经辨证之真谛，揭示仲景书辨证施治的方法体系和其精神实质，为后学者真正理解掌握中医学这一优秀文化遗产，指明了正确的方向和途径。先生为一代“有独特理论体系的著名的《伤寒论》研究者、经方家”。先生凡六十余年的医疗实践，不但积累了丰富的临床经验，疗效卓著、救人无算，而且给后世留下了宝贵的文化遗产和精神财富。

胡希恕先生的学术思想主要载著于历年不断修改、完善的教学讲义中，几十年积累下来的资料数量众多而且内容丰富，有些在已成文的专题著述中，例如《辨证施治概论》《伤寒约言录》《金匮约言录（佚）》《胡希恕按评〈温病条辨〉》《柴胡剂的应用概述》《脉学概说》等；还有一些在其讲座记录、讲话录音、弟子学员的学习笔记中；较集中的话题专论也很多，例如关于结核病的论治、黄疸病的论治、血瘀证的论治、热入血室的论治、痹证的论治等。但在其生前公开发表的著作中，经查仅有《基于仲景著作的研究试谈辨证施治》（编者按：其内容为“辨证施治概论”中的主体部分)、《柴胡剂的应用概述》两篇而已。由此我们不禁感叹胡希恕先生治学态度的严谨和传承中医学的高度责任心。胡希恕先生去世后，他的著作才由其学术继承人冯世纶教授等弟子及再传弟子陆续挖掘整理，现已出版有关书籍二十余种，此工作仍在继续进行中。

本书仍本着学习研究、挖掘继承的精神，将编者段治钧、冯世纶当年聆师讲课中的学习笔记（胡希恕先生讲常见病的治疗），课余采撷资料（胡希恕先生医案卡片手抄本），现在已出版或未出版的资料中胡希恕先生精粹的医论和丰富的治疗经验，汇集整理成册，名之为《胡希恕医论医案集粹》，以期给有志于将经方运用于临床实践、探求胡希恕先生学术思想、研究仲景书的读者再提供些参考资料。

书中所涉方剂只示适证的方剂名称，未详其药物组成，为阅读方便，读者须自备仲景书、《胡希恕病位类方解》等书，以便参考查阅。摘自讲座录音的大量内容，在忠实于胡希恕先生原意的前提下，编者均做了文字整理，以保持语言的通顺。对医案，原卡片（手抄本）中有些脏腑辨证的术语，乃原收集制作者的习惯语言，本书在编辑时未予更动；医案记录详略不同，个别医案记录过简不太规范，为展原貌仍予保留。另外，现存各种资料中胡希恕先生的医案，有个别案例记载重复或有些许差别，盖传写偶异，大旨则无殊也，若涉及本书者，则未予详细考证焉。

书稿凡经三易而成，由于编者个人水平有限，错漏之处在所难免，敬请广大读者提出宝贵意见，以便再版时修订提高。

编　者

2014 年 5 月

目　录

上篇　医　论

上篇

医论

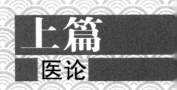

第一章　柴胡剂的应用概述

资料说明：《柴胡剂的应用概述》是《北京中医学院东直门医院学术论文汇编（1978~1981）第一集》（1983年6月出版）中的一篇文章，署名是胡希恕先生本人，后又收集在《北京中医学院三十年论文选（1956~1986）》中。

此文是胡希恕先生生前发表过的两篇论文之一，文献及临证价值与胡希恕先生其他著作相伯仲，亦可见胡希恕先生方证学成就之一斑，故原文收录于此。

仲景书中以柴胡为主的配方共八首，其中柴胡加芒硝汤、柴胡去半夏加栝楼汤、柴胡桂枝汤、柴胡加龙骨牡蛎汤四者，属小柴胡汤的加减方。于兹讨论者，为小柴胡汤、大柴胡汤、柴胡桂枝干姜汤、四逆散等主方，依次述之于下。

一、小柴胡汤

[小柴胡汤方]

柴胡24**克**　**黄芩**9**克**　**人参**9**克**　**半夏**12**克**　**炙甘草**9**克**　**生姜**9**克**　**大枣**4**枚**

方解：方中柴胡苦平，《神农本草经》谓治心腹肠胃中结气，饮食积聚，寒热邪气，推陈致新，可见是一疏气行滞的解热药而有治胸胁苦满的特能，方中用为主药，佐以黄芩除热止烦，半夏、生姜逐饮止呕，复用人参、大枣、甘草补胃气以滋津液，病之所以内传少阳，主要是胃气不振于里，气血不足于外也，补中滋液，实此时祛邪的要招，徐灵胎曰："小柴胡汤之妙在人参。"即指是也。

有关仲景书中的论治：

"伤寒五六日，中风，往来寒热，胸胁苦满，嘿嘿不欲饮食，心烦喜呕，或胸中烦而不呕，或渴，或腹中痛，或胁下痞硬，或心下悸，小便不利，或不渴，身有微热，或咳者，小柴胡汤主之。"

注解：太阳伤寒或中风，均常于五六日时传入半表半里而发少阳病。往来寒热，寒往则热来，热往则寒来，寒热交替出现之谓。胸胁苦满，谓胸胁满闷也。嘿同默，默默不欲饮食，谓昏昏然不欲饮食也。心烦喜呕，谓心中烦热，而且欲呕也。或胸中烦而不呕者，邪热较轻，但胸中烦而心不烦，胃中无饮并亦不呕也。或渴者，邪干于胃也。或腹中痛者，邪干于肠也。或胁下痞硬者，邪干于肝脾也。或心下悸，小便不利者，邪干于心肾也。或不渴，身有微热者，里有水气，身有微热而不往来寒热也。或咳者，邪干于肺也。小柴胡汤主之。

按：往来寒热，胸胁苦满，嘿嘿不欲饮食，心烦喜呕四者，为小柴胡汤的主症，或以下均属不定的客症。盖半表半里为诸脏器所在之地，此处有邪则往往诱致某一脏器或某些脏器发病，因有不定的客症出现，依主症用本方则邪解，而主症与客症当俱治也。方后原加减法当是后人所附，故去之。

“血弱气尽，腠理开，邪气因入，与正气相搏，结于胁下，正邪分争，往来寒热，休作有时，嘿嘿不欲饮食，脏腑相连，其痛必下，邪高痛下，故使呕也，小柴胡汤主之，服柴胡汤已，渴者，属阳明，以法治之。”

注解：伤寒或中风初作，则邪气交争于骨肉，此即太阳病在表的一段病理过程，若精气已不足以拒邪于外，则退而内守，以是体表血弱气尽，则腠理开，邪因乘之而入于半表半里与正气相搏，结于胁下，因而胸胁苦满也。此即进入少阳病的病理阶段了。正邪分争，正进邪退，近于表则恶寒。邪进正退，近于里则发热。邪热郁结于胸胁，故嘿嘿不欲饮食。胸胁之处，上有心肺，旁及肝脾，下接胃肠，故谓脏腑相连。热激里饮则腹痛，胸胁居腹上，因谓邪高痛下，上邪下痛，故使呕也。皆以小柴胡汤主之。若服小柴胡汤上证解，而渴者，则又转属阳明病了，应依治阳明病的方法，随证治之。

“太阳病，十日以去，脉浮细而嗜卧者，外已解也，设胸满胁痛者，与小柴胡汤，脉但浮者，与麻黄汤。”

注解：太阳病已十多日，脉虽浮但细，津血不足于外也。兹其人困倦嗜卧，知其外已解也，若复胸满胁痛，则柴胡证具，故可与小柴胡汤，脉但浮而不细，并无余证者，知病在表，可与麻黄汤。

“伤寒中风，有柴胡证，但见一证便是，不必悉具。”

注解：无论伤寒中风，若已传少阳而有柴胡证，但见其主症中的一症，便可与小柴胡汤，不必四症俱备也。

“妇人中风，七八日，续得寒热发作有时，经水适断者，此为热入血室，其血必结，故使如疟状，发作有时，小柴胡汤主之。”

按：热入血室为证多端，若本条之寒热如疟状，发作有时，为小柴胡汤证，故以小柴胡汤主之，但慎勿认为小柴胡汤即热入血室之特效方也。

“诸黄，腹痛而呕者，宜柴胡汤。”

注解：腹痛而呕为柴胡证，症诸黄见之，当然以小柴胡汤主之。

“呕而发热者，柴胡汤证具。”

注解＊：呕而同时发热为少阳柴胡证，故当以小柴胡汤主之。

带“＊”者为编者补文，以下同此。

“阳明病，发潮热，大便溏，小便自可，胸胁满不去者，与小柴胡汤。”

注解：阳明病，发潮热，但大便溏而小便自可，不宜攻下甚明，尤其是胸胁满不去则柴胡证仍在，故以小柴胡汤主之。

“伤寒四五日，身热恶风，颈项强，胁下满，手足温而渴者，小柴胡汤主之。”

注解：身热恶风，太阳证未罢，脖子两侧为颈，后侧为项，颈属少阳，项属太阳，胁下满为少阳柴胡证，手足温而渴属阳明，此为三阳并病，当以小柴胡汤主之。

按：少阳病不可发汗或吐下，故三阳并病从少阳治之，此为定法，依据经验，口舌干而渴者，宜小柴胡汤加石膏，屡试皆验。

“新产妇人有三病，一者病痉，二者病郁冒，三者大便难……呕不能食，小柴胡汤主之。”

注解：妇人产后往往有同时发生的三种病，一者病痉，二者病郁冒（即昏迷），三者大便坚。盖以产后血虚，又多汗出，故易中风，因而病痉；亡血，复汗，又多寒饮，故令郁冒；亡津液，胃中燥，故大便难。

*呕不能食为少阳证，故以解热复津养液的小柴胡汤主之。

由于以上说明，则小柴胡汤为病自太阳传少阳的主治方，往来寒热、胸胁苦满、嘿嘿不欲饮食、心烦喜呕，即其主要的适应证。此外有以下情况者，均可用之：

（1）太阳病，脉浮细，嗜卧，而胸满胁痛者。

（2）身热恶风，颈项强，胁下满，手足温而渴者。

（3）妇人热入血室，经水适断，续得寒热，发作有时者。

（4）发潮热，大便溏而小便自可，胸胁满不去者。

（5）胁下硬满，不大便而呕，舌上白苔者。

（6）呕而发热者。

（7）诸黄，腹痛而呕者。

（8）新产妇人，昏迷而痉，大便硬，呕不能食者。

夫集药以治病，为有药而无方，执方以治病者，为有方而无药，故为医者，既要知方，亦要知药，否则不足以言医也。如以上仲景所论，对于小柴胡汤的应用不为不详，但执之治病，则不能尽其用也。盖疾病万变，稍有出入，即非原方所宜，而善用方者，随病证之出入变化，宜加减者，则加减之，宜合方者，则合用之，乃可应变无穷而广其用也。据我所知，用原方的机会反不如加减方或合方的机会为多，今就常用者、有验者述之如下：

（1）小柴胡汤加石膏：于原方加生石膏 30～100 克，煎服法同原方。此为日常服用之良方，无论感冒、流感及其他急性传染病，表虽解而高热不已，其人呕逆不欲食，胸胁满，口舌干，或口鼻如冒火，或头痛如裂，或眩晕者，用之则验。并以本方屡愈小儿肺炎，即未满月的婴孩，以奶瓶频频饮之，亦得奇效。他如腮腺炎、淋巴结炎、乳腺炎等，多属本方证。总之，凡有小柴胡汤证，而口干舌燥或渴、舌白苔者，均可用之，具体细节难为一一列举也。

（2）小柴胡加芍药汤：于原方加白芍 12～18 克，煎服法同原方。治小柴胡汤证而腹痛者，痢疾多此证。口干舌燥者宜更加石膏，里急后重者宜加大黄。

（3）小柴胡加桔梗汤：于原方加桔梗 9 克，煎服法同原方。治小柴胡汤证而咽痛，或咳痰困难者。若口干舌燥更加石膏，扁桃体炎多此证，宜注意。

（4）小柴胡加吴茱萸汤：于原方加吴茱萸 9～12 克，煎服法同原方。治小柴胡汤证且头痛、头晕而呕吐剧甚者，若口干舌燥，更宜加石膏。

（5）小柴胡加橘皮汤：于原方加橘皮 20～45 克，煎服法同原方。治小柴胡汤证而呕逆或干嗽者。小儿百日咳可增量大枣，有验。

（6）小柴胡汤与葛根汤合方：于小柴胡汤中再加葛根 12 克，麻黄、桂枝、白芍各 9 克即可。先煮麻黄、葛根一二沸去上沫，再内余药煎取一杯温服。治小柴胡汤证与葛根汤证同时出现者。严重的感冒，初发病时每见此合方证，喘家被外感诱发者亦常见此证。口干舌燥者宜更加石膏。

（7）小柴胡汤与小陷胸汤合方：取二方药味合为一方，煎服法同小柴胡汤。治小柴胡汤证与小陷胸汤证同时出现者，肺病、结核病多见本方证，咳呕者更宜合用泻心汤，骨蒸劳热者，可兼与黄连解毒丸。

按：小柴胡汤的加减方或合方，均不止于此，兹仅略举常见者数则以供参考而已。

二、大柴胡汤

[**大柴胡汤方**]

柴胡 24 **克**　**黄芩** 9 **克**　**芍药** 9 **克**　**半夏** 12 **克**　**生姜** 10 **克**　**枳实** 10 **克**　**大枣** 4 **枚**　**大黄** 6 **克**

方解：病传少阳，势需人参、甘草补中益气，一则助正以祛邪，一则防其更侵及里，但若已并于里则里实，势需大黄、芍药、枳实攻里以逐实，人参、甘草补益之品反非所宜，此大小柴胡汤之所以用药不同，而主治各异也。

有关仲景书中的论治：

"太阳病，过经十余日，反二三下之，后四五日柴胡证仍在者，先与小柴胡，呕不止，心下急，郁郁微烦者，为未解也，与大柴胡汤下之则愈。"

注解*：详见小柴胡汤条。不过本条何以服小柴胡汤呕不止，而与大柴胡汤下之则愈者，还有加以说明的必要。二方均含小半夏汤故均治呕，但大柴胡汤证里有所结，气不得通于下而迫逆于上，其呕因之更甚，心下急即其候也，必需枳实、芍药、大黄通其大便，缓其腹气，而后半夏、生姜才足以发挥其治呕的作用，无此等药配伍的小柴胡汤不适其证，故服之仍呕不止也。

“伤寒发热，汗出不解，心下痞硬，呕吐而下利者，大柴胡汤主之。”

注解*：伤寒发热，依法发汗而汗出，但热仍不解，若心下痞，按之硬，并呕吐而下利者，病传少阳又并于阳明也，故以大柴胡汤主之。

“伤寒十余日，热结在里，复往来寒热者，与大柴胡汤；但结胸，无大热者，此为水结在胸胁也，但头微汗出者，大陷胸汤主之。”

注解*：伤寒十余日，热已结于里，转属阳明病；往来寒热者，柴胡证还未罢。此乃少阳阳明的并病，故宜与大柴胡汤。但结胸而不见往来寒热者，不但热结于里，亦为水结在胸胁也，气不得旁通则头汗出，大陷胸汤主之。

按：此述少阳转属阳明，热结于里的两种病变：一热结于里而复往来寒热，一热与水结于胸胁而表无大热，头汗出。因结胸证与大柴胡汤证颇类似，且日期又是在伤寒十余日之时，医者最易误认，特此提出详辨。

“按之心下满痛者，此为实也，当下之，宜大柴胡汤。”

注解*：心下胀满，按之痛者，此属里实，当与大柴胡汤下之。

按：柴胡主胸胁间之证，与配伍大黄的本方，亦胁下及心下部位胀满或痛，但与承气汤证的腹中满痛者不同。

基于以上的说明，则大柴胡汤为少阳阳明并病的治剂，除柴胡证外，而心下急，痞硬，按之痛，为应用本方的要症。

有关大柴胡汤的常用的加味方和合方：

（1）大柴胡加石膏汤：于原方加生石膏30~100克，煎服法同原方。治大柴胡汤证，而口干舌燥者，外感表解而高热不退，虽现柴胡证，心下痞塞，大便燥，舌黄苔者已非小柴胡汤加石膏所能治，则宜本方主之。此二方证均常见，宜注意。

（2）大柴胡加芒硝汤：于原方加芒硝10克（分两煎冲化），治大柴胡汤证，且发潮热而谵语者。

（3）大柴胡加橘皮汤：于原方加橘皮12克，治大柴胡汤证而心下逆满、呕哕甚者，伤食多见本方证。

（4）大柴胡汤与葛根汤合方：于原方加葛根12克及桂枝、麻黄各9克即是，煎服法同葛根汤。治太阳少阳并病而有大柴胡汤证和葛根汤证者，哮喘常有本方证，口干舌燥者，宜更加石膏。

（5）大柴胡汤与桃核承气汤合方：于原方加桃仁10克，加桂枝、甘草、芒硝各6克即是，水煎汤成，去滓内芒硝3克更上火微沸，温服。治大柴胡汤证与桃核承气汤证合并者。

（6）大柴胡汤与桂枝茯苓丸合方：煎服法同大柴胡汤。治大柴胡汤证与桂枝茯苓丸证合并者。

（7）大柴胡汤与大黄牡丹皮汤合方：于原方加桃仁9克，牡丹皮10克，冬瓜子、芒硝各12克即是，水煎汤成，去滓内芒硝6克，更上火微沸，温服。治大柴胡汤证与大黄牡丹皮汤证合并者。

按：（5）（6）（7）三方，虽均以大柴胡汤合以祛瘀药，主治略同，但前二方以有桂枝则偏于治上，应用于头脑心肺诸病的机会为多；后方以有冬瓜子则长于治痈肿、阑尾炎、胆囊炎、胰腺炎等。若疯狂、癫痫、脑震荡、脑血管病、心血管病及瘀血性哮喘等多为前二方证，适证选用之，无不应手取效；若口干舌燥者，均宜加石膏。此皆日常不可缺少的良方，应用的机会颇多，以上不过略举其要耳。

（8）大柴胡汤与茵陈蒿汤合方：于原方加茵陈 18 克，栀子 10 克即是，煎服法同原方。治大柴胡汤证而并发黄疸者，传染性肝炎多见本方证，宜注意。

三、柴胡桂枝干姜汤

［柴胡桂枝干姜汤方］

柴胡 24 克　桂枝 9 克　干姜 6 克　栝楼根 12 克　黄芩 9 克　牡蛎 9 克　炙甘草 6 克

水煎温服。

方解：此亦以柴胡为主药的制剂，但无半夏而不治呕，以有栝楼根、牡蛎则润燥止渴，以有桂枝则治冲气，故此治柴胡证且津液枯燥，不呕而渴，心下微结，气上冲者。

有关仲景书中的论治：

“伤寒五六日，已发汗而复下之，胸胁满微结，小便不利，渴而不呕，但头汗出，往来寒热，心烦者，此为未解也，柴胡桂枝干姜汤主之。”

注解＊：伤寒虽已发汗，若表不解，仍宜桂枝汤更汗以解之。五六日为传少阳病的时期，而医复下之，使外邪内陷，不但出现柴胡证的胸胁满，而且兼有微结、往来寒热、心烦等。津液大量亡失，故小便不利而渴。胃中无饮，故不呕。热伴气上冲，故头汗出。下后有气上冲，可知其表未解。凡此宜柴胡桂枝干姜汤。

按：此微结即不似大陷胸汤证的结如石硬，亦不若大柴胡汤证的心下急，而只心下微有结滞感耳。本方治疗确有捷效，但用时宜根据上述证候。我常用本方，深有体会，凡久病津血不足，有柴胡证，疲乏无力而渴者，概属本方证，尤以下述合方更为常用良方。

［柴胡桂枝干姜汤与当归芍药散合方］

柴胡24克　桂枝9克　干姜6克　栝楼根12克　黄芩9克　牡蛎9克　炙甘草6克　芍药18克　当归9克　川芎9克　茯苓12克　苍术10克　泽泻18克

水煎温服。

治柴胡桂枝干姜汤证与当归芍药散证合并者，常适证运用于慢性肾炎、红斑狼疮、贫血病等，均有良效，长久的无名低热用之尤验。屡用本方加吴茱萸治剧痛的青光眼得奇效。慢性肝炎见本方证者亦多，肝区疼痛可加王不留行、增量甘草治之。肝功能不正常宜加丹参、茵陈。

四、四逆散

［四逆散方］

柴胡　白芍　枳实　炙甘草各等分

上四味为细末，白饮合服 3~6 克。各药取 6~12 克作煎剂益佳。

方解：此为芍药甘草汤与枳实芍药散合方，更加柴胡所组成，故治芍药甘草汤与枳实芍药散的合并证而有柴胡证者。

有关仲景书中的论述：

“少阴病，四逆，其人或咳，或悸，或小便不利，或腹中痛，或泄利下重者，四逆散主之。”

注解：邪热上迫胸胁，心下痞塞，气郁血阻，因致四逆而脉微细，以形似少阴病，因谓少阴四逆。其实为热厥而非寒厥，属少阳病而非少阴病也。其人或咳以下亦同小柴胡汤的或然客症，均宜本方主之。

按：实践证明，本方证的四逆甚少见，据我的经验，只若胸胁烦满，心下痞塞，形似大柴胡汤证，不呕不宜攻下者概可用之。

常用加减方或合方：

（1）四逆散加龙骨牡蛎汤：于原方加龙骨、牡蛎各 12 克，水煎温服。治四逆散证且胸腹动悸而烦惊者。倍芍药量，治阳痿有验。

（2）四逆散与桂枝茯苓丸合方：于原方再加桂枝、桃仁、牡丹皮、茯苓各 9 克即是。治四逆散证和桂枝茯苓丸证合并者，后世血府逐瘀汤的适应证大都宜本方。心脑血管病不可下者也有与本方的机会。心绞痛者更宜合用栝楼薤白半夏汤，或更加生姜。

（3）四逆散与当归芍药散合方：即于原方加当归、川芎、茯苓、苍术各 6 克即是，水煎温服。治四逆散证与当归芍药散证合并者。此和上述柴胡桂枝干姜汤与当归芍药散的合方均属治慢性肝炎的要药，胸胁满、微结、身无力、渴而大便干者宜前方；胁下满、心下痞塞、大便溏者宜本方，余则大同小异。噫气不能食者，宜加人参、橘皮、生姜；肝区痛宜加王不留行；肝功能不正常加丹参、茵陈，同前法。

五、病例举要

刘某，男，37岁，工程师。

素不信中医，更不喜中药。初患感冒发热，经西医注射服药不已，续即头痛如裂，日夜呼叫不得眠，以至亲关系乃亲往探视。诊脉弦数，胸胁苦满，心烦口干，头痛难忍，与小柴胡汤加石膏，服已即愈，此后笃信中医。后患肺结核，终经我医治而愈。

王某，女，55岁，家庭妇女。

从汽车坠下，住某医院一周始终昏迷呕吐，抽验骨髓结果：脑有积水，微量出血。后转另一医院，认为不能速愈，令回家疗养。后乃邀我往诊，脉弦实有力，舌苔黄厚，二便不利，余如上述，与大柴胡汤合桂枝茯苓丸加生石膏，服一剂自能活动，与食已不吐，但仍头痛、晕，继服七八剂诸症尽已，无任何后遗症。

刘某，男，63岁。

一周前发高热，近日发黄，小便黄赤，两胁胀满，恶心，舌红，脉弦滑数，检查肝功能：GPT（谷丙转氨酶）219U/L、黄疸指数20（胆红素浓度342μmol/L）。与大柴胡汤合茵陈蒿汤，服七剂黄退，二十剂诸症已，肝功能正常。

田某，女，20岁，学生。

以哮喘住院，发热，喘鸣，胸胁满，口舌干，脉浮弦数，与大柴胡汤和葛根汤合方加生石膏，服一剂喘平。

胡某，女，22岁，中国航天科工集团731医院会诊病人。

慢性肝炎多年，肝功能一直不正常。近查肝功能：GPT（谷丙转氨酶）2810U/L。症见肝区痛，大便燥结，先与四逆散合当归芍药散加丹参、茵陈，服六剂后症缓。因便仍干改服大柴胡汤合桂枝茯苓丸，连服十余剂GPT降至500U/L。又改服大柴胡汤合大黄牡丹皮汤加茵陈十余剂，肝功能恢复正常。

李某，女，32岁。

经两家医院确诊为红斑狼疮，因用短期激素治疗无效，经人介绍来诊。症状为不规则发热，面部、背部红肿如牛皮癣样皮肤病变，兼有颈项腰背疼。血象变化亦明显。与柴胡桂枝干姜汤合当归芍药散和桂枝茯苓丸合方加石膏45克。病人药后有效，故连服三十余剂后复诊。面部、背部红斑基本消失，血象正常。不规则发热，颈项腰背疼已消失。

第二章 《温病条辨》约言录

资料说明：本文择自《胡希恕讲〈温病条辨〉拾遗》一书（原著为《胡希恕按评〈温病条辨〉》），是胡希恕先生的早期著作而生前未公开发行者。原著中，上焦篇、中焦篇，均为篇后总结性文字，原文就有标题曰“上焦篇约言录”“中焦篇约言录”。下焦篇的总结缺失，由编者补作，依例叫“下焦篇约言录”，故本章标题叫“《温病条辨》约言录”。

还应说明的是，2013年又找到该书另一残本，能补全上焦篇的缺失部分，但下焦篇缺失，至今仍未能寻得。

一、上焦篇约言录（原文）

温病的大意及其特征：简言之即是热病。凡流行性感冒，偏于热证者均属之。《伤寒论》曰：“太阳病，发热而渴，不恶寒者，为温病。”此病初起即表里俱热，故出此证候，以示与一般表证的不同。本书谓病温始于上焦，在手太阴，亦以火性炎上，热盛初必伤肺，故出此论，至谓脉不缓不紧而动数，或两寸独大，尺肤热，头痛，微恶风寒，身热，自汗，口渴，或不渴而咳，午后热甚者，名曰温病，乃把或然见症统言在内，其实与《伤寒论》所述并无区别。

治疗述要：既名有风温、湿温（**编者按：**此与下面所列重复，据下文此应为“温热”）、温疫、温毒、暑温、伏暑、湿温、秋燥、冬温、温疟的不同，则治须别在卫、在营、偏表、偏里之各异，今列示其为治概要如次。

风温、温热、温疫、温毒、冬温，名虽不同，但概属温热例，而治无异。始发在卫，若偏于表，身热而渴者，宜银翘散；热渴微而咳者，宜桑菊饮。若偏于里，渴甚汗多，脉浮洪，舌黄者，宜白虎汤；若兼虚，脉芤大或数大者，宜白虎加人参汤；若有炎性转机而为懊憹不安者，宜栀子豉汤；若痰涎壅盛逆满欲呕者，宜瓜蒂散。邪干营分，舌绛而干，反不渴者，应以清营汤为主治；发斑者，宜化斑汤；发疹者，宜银翘散去淡豆豉，加生地黄、牡丹皮、大青叶、玄参等品主之；神昏谵语者，宜清宫汤、牛黄丸、紫雪丹、局方至宝丹等法。若气血两燔，应以玉女煎去牛膝加玄参两解佳；血从上溢，可与犀角地黄汤合银翘散服之。

暑兼热湿，偏于热者为暑温，偏于湿者为湿温，即《金匮要略》所谓中暍中湿之证；若热为湿恋，湿因热结，两相平等者，亦即《金匮要略》风湿相搏之证；脉洪大，口渴甚，汗大出者，乃纯热无湿，仍归前之温热例，于法宜清，以白虎汤为主治。若热为湿阻，而不得汗者，宜新加香薷饮；发汗后余邪不了了者，可与清络饮以将息之；若热湿结于里，无表证者，宜白虎加苍术汤；若汗多脉散大，喘咳欲脱者，宜生脉散以敛脉。暑温上逆于肺必咳，咳而无痰，偏于火而不兼湿，声当清高，可与清络饮加甘桔甜杏仁麦冬汤，清热润燥为治；若咳而痰多，或不渴，或渴不多饮者，此为兼湿多饮之候，宜小半夏加茯苓汤再加厚朴、杏仁方治之，以上犹邪只在卫。若已干营分，烦渴舌赤，夜寐不安，时谵语，目或开不闭，或闭不开，此宜清营汤主之；若但热无寒，谵语神昏，则宜安宫紫雪之属，通窍清热为急。若寒热，舌白不渴，吐血者，为热湿俱甚，气血俱困之象，名曰暑瘵，为难治，可与清络饮加杏仁薏仁滑石汤。小儿中暑，卒然痉厥，名曰暑痫，宜清营汤，或少与紫雪丹，大人暑痫，亦同上法；手足瘛疭，可于清营汤中加钩藤、牡丹皮、羚羊角治之。

长夏受暑，过夏而发者为伏暑。舌白，口渴，无汗者，此邪在气分而表实之证，宜银翘散去牛蒡子、玄参，加杏仁、滑石主之；若舌赤，口渴，无汗者，为邪已干血分，宜银翘散加生地黄、牡丹皮、赤芍、麦冬主之；舌白，口渴，自汗出者，此邪在气分而表虚之证，宜银翘散去牛蒡子、玄参、荆芥穗，加杏仁、石膏、黄芩主之；但脉洪大，渴甚，汗多时，仍宜用白虎法，然如舌赤，口渴，汗多者，邪已内干血分，宜与加减生脉散。

湿温，头痛寒热、身重疼痛、舌白不渴、面黄、胸闷等症，久久不去，乃湿滞热郁之候，可与三仁汤；但实者，可与一物瓜蒂汤；湿温误汗而致神昏肢逆者，宜清宫汤去莲心、麦冬，加银花、赤小豆皮，煎送至宝紫雪辈；若湿温犯肺，喉阻咽痛者，宜银翘马勃散；气郁而哕者，宜宣痹汤；浊唾痰多，喘息不宁者，宜苇茎汤加滑石、杏仁。

以上三者，证本同源（**编者按：**指暑温、伏暑、湿温三者均多湿热证），宜前后互参，不可偏执。

温疟为疟疾偏于热者，骨节疼烦，时呕，其脉和平，但热不寒者，宜白虎加桂枝汤主之；若但热不寒，或热多寒少，舌干口渴者，为瘅疟，可与五汁饮以救阴；若舌白渴饮，咳嗽频仍，寒从背起者，乃伏暑所致，名曰肺疟，为病之最浅者，宜与杏仁汤；若深陷血分，热多昏狂，谵语烦渴，舌赤中黄，脉弱而数，名曰心疟，宜加减银翘散；若更舌浊，口气重者，则宜安宫牛黄丸。

秋燥所出各证，均属风热伤肺一类，书中谓为复气化火所致病，可知其亦为温热之属。脉数大，发热而咳者，桑杏汤、桑菊饮均可服；若津燥咽喉不利者，宜沙参麦冬汤；若表实无汗，而致目赤咽痛者，宜翘荷汤；若喘呕咳逆，口燥而渴者，可与清燥救肺汤。总之，热盛未有不伤津者，以燥论病，亦取津涸火炎之义，至以下补述秋燥胜气为病，不外风寒感冒之属，可治从伤寒例，故不复赘。

编者按：观胡希恕先生总结《温病条辨》上焦篇之文，将吴氏繁杂的诸多病名，归结为温热与湿热两大类，每一类又以卫、气、营、血各阶段分述之，湿热类温病并详查主次，分偏于热、偏于湿、两相平三种情况以详述之，言简而意赅，真知《温病条辨》者！

胡希恕先生早期认为《伤寒论》所述的温病为太阳阳明合病的表里俱热之证，故文中认为其与《温病条辨》中所言的太阴温病“并无区别”，在胡希恕先生的《伤寒约言录》中也存在同样观点。实际上，温病即是阳明外证，而后世所言的太阴温病实为太阳阳明合病，这一点胡希恕先生在后期讲座中明确进行了修正。

二、中焦篇约言录（原文）

本篇主述胃肠间病，风温、温热、温疫、温毒、冬温乃指热结于里的阳明实证，大实满痛者，以三承气汤为主治；只热而无结实之候者，则宜白虎辈；然热极津竭，制热尤须救津，如已虚，增液汤乃是定法；如尚未虚，仍宜与承气汤合用，然则当无寒。至于寒湿，大都属于太阴虚证，必须培补，四逆辈、理中辈属至要法门。他如暑温、伏暑、湿温皆为兼温兼湿、寒热交错之证，湿为热敛，热因湿留，亦即阳明太阴并病之属，必须查明主次。或主行湿以解热，如五苓、猪苓等法；或主清热以利湿，如栀子、泻心等法；如其湿热俱盛，或为滞下，或为黄疸，或为霍乱，仲景书中各有专章论治，学者应相互探讨，慎勿为后世家言所误，谓仲景书只论寒而不讲温也。

编者按： 此段原文未言及“秋燥”，因在“上焦篇约言录”已明言秋燥“亦为温热之属”。至于“寒湿”，并不属于后世之温病体系，故胡希恕先生每简言之。

三、下焦篇约言录（编者补文）

下焦篇以所谓热伤肝肾阴精之证为重点，实即仲景少阳虚热之证，推源虚热之证治，完全不同于实热之证治，汗、吐、下皆非所宜，唯有以滋阴和解虚热一法，在《金匮要略》中有明言，亦不出六经法制。此篇以八首复脉汤（《千金翼方》中的炙甘草汤易名为复脉汤，复结代之脉而为正常之意）的加减方为主，言虚热之治也。盖亦此篇中所言“热入血分”之属，只是多衰脱痉厥之证而已。方中多用及所谓的“血肉有情之品”，而以专翕大生膏为极，服之易现呆滞碍胃之弊，须知。若尚有余热，轻者，宜青蒿鳖甲汤；若仍热盛而虚者，又有竹叶玉女煎之制；连梅汤、小定风珠亦从黄连阿胶汤等变化而出；另有猪肤汤等亦皆治虚热之剂。热入血室、蓄血证、便血之属虚热者，有护阳和阴汤、加减复脉汤仍用参方、犀角地黄汤等方。另有下利无度之证，这些归于下焦病尚可，但所言喘甚、心烦不寐、心中震震、心中痛、耳聋等津血衰脱于上的见症，则与下焦无关。

考仲景书中三焦之意，乃言全身上下皆禀气于中焦胃气，胃气虚者则有津血衰脱之变，或衰脱于上，或衰脱于下；其邪实者，若有津血留滞而成浊唾、水饮、瘀血、宿食、燥屎、脓血之变者，假胸胁、肺、心下、胃、膀胱、大小肠、少腹之名而言邪结在人体有上中下部位不同也，三焦是用来说明病情之寒热虚实在人体有着上中下部位之别，余无深意，与经方辨证体系所说之病位亦有分别。察下焦所主病，诸衰脱于下之证及食血水证之在下者皆是，篇中所引仲景书中热入血室、蓄血、蓄水、便血等证则属之。热入血室、下焦蓄血之虚者已言于上，其属实者，有抵当汤、桃仁承气汤、加减桃仁承气汤等方证，皆从《伤寒论》衍出。仲景书本与《内经》无关，少阴为表阴证，厥阴为半表半里阴证，奈何吴氏曲解医经家脏腑之说将肝肾归于下焦，并进一步误将仲景之少阴病、厥阴病归属肝肾，从而将少阴、厥阴与肝肾、下焦混为一谈。书中杂引《伤寒论》少阴病、厥阴病篇中诸多方剂，如少阴病篇的甘草汤、桔梗汤、苦酒汤等方而为下焦病方，思维杂乱，背经乱道，实不足取法。

至于寒湿一节，与上焦篇所补“秋燥胜气”为病一样，皆不在后世温病体系之内，其言本欲与湿温互勘，其实医者如果只偏执于温热之一端，如何应对疾病之千变万化？表里相传、阴阳传变可能在于瞬间，所以其虽凿凿言寒温之病截然可分，从临证出发却也不得不加上所谓的伤寒之证，不得不照搬仲景原文，矛盾如此者比比皆是。

半夏汤、半夏桂枝汤、小建中汤等善后之剂，本与下焦无关，但其已为疾病事先人为规定了先上后下的次序，故放于此处，实则不类。

至于所附疟痢等病，亦以久而多虚为判定在下焦之依据，很多属虚寒证，拉入后世温病体系亦不妥当。要知“知犯何逆，随证治之”为仲景大法、活法，在全面搜集脉证的基础上，辨明六经八纲，再细辨方证（包含了辨药证），才是汤液家的无上妙法！

编者按：胡希恕先生原作“下焦篇约言录”已佚，没有文献资料可据补，甚为遗憾。编者从所能找到的胡希恕先生文献中，根据自身能理解到的胡希恕先生学术精神补作此文，很难说能完全体现胡希恕先生本意，但如能对读者略有启发，做个大胆的尝试也是值得的。以后若能寻得胡希恕先生原文，也可比较而知自身之欠缺所在，对己对人未必没有意义。

第三章　胡希恕讲座录音专题辑要

一、讲痹证

这个范围相当广，现代的风湿性关节痛当然属于这个，像类风湿性关节炎、骨质增生也都概括在内，至于神经发炎和骨节疼痛，古人是分不开的，这些都叫做痹痛。

现在有几节书我们要温习温习。在《金匮要略·痉湿暍病脉证第二》专门提出了一个“湿痹”。

“太阳病，关节疼痛而烦，脉沉而细者，此名湿痹。湿痹之候，小便不利，大便反快，但当利其小便。”（第 14 条）

这条说的就是这个湿痹，因为有关节痛、因疼痛而烦扰不宁，所以容易把它当太阳病，其实它只是形似太阳病。这种病要是太阳病，那么这个关节疼痛而烦，就是表实的证候，太阳病表实，那就是太阳伤寒类的证型，虽身痛，腰痛，骨节疼痛，但它的脉浮紧。而现在湿痹这个脉是沉而细。古人认为沉脉主里，也主寒、主水，所以在《金匮要略》里，这就是水肿这类的病，论中说“脉得诸沉，当责有水”，这个病主要还是里虚，所以它脉沉细。里虚则水饮不行，里有停水，古人管这种身体疼痛叫作“湿痹”，这就不是太阳伤寒证了。湿痹之证是“小便不利，大便反快，但当利其小便”。

假设我们遇到关节炎有小便不利、大便反快这种情况，身体疼痛而烦，类似表证，这主要是由于小便不利、内有停湿的缘故。咱们讲《伤寒论》也有这种情况，里头有停饮，小便不利，不利小便则表不解。所以在这种情形下，但当利小便，里气一通畅，内外一和，也就自然汗出而解，这一段就说明这个问题。

湿痹的证候也不一样。由于水不行于里，表气也闭塞，所以湿痹有时也有表热的证候，这种情况，若误于有在表的证候，而一再予以发汗是不行的，咱们在《伤寒论》里讲了很多了。有一节说：“服桂枝汤，或下之，仍头项强痛，翕翕发热，无汗，心下满微痛，小便不利者，桂枝去桂加茯苓白术汤主之。”但那个去桂是不对的，应该是去芍药。这跟上述湿痹治法的机理是一样的，这些情况要不利水（利小便），是治不好的。

我们治一般的关节炎，要注意有这么一种情况：但当利其小便。

“湿家身烦疼，可与麻黄加术汤，发其汗为宜，慎不可以火攻之。”（同上第 20 条）

这个湿家，古人指的是风湿（有表证又有湿邪）。身烦疼，是因疼而致烦。可与麻黄加术汤，它是“可与”，不是“主之”。这种情况，尤其这个风湿性关节炎，始终在表，我们要注意。在表可以发汗，但是得加白术（**编者按：**古籍中的“术”既可是白术又可是苍术，现代一般指白术。本文除指明苍术外，其余统一成白术）。麻黄加术汤用的是小发汗法，发汗是为解表，如果大发汗，风祛了但是湿祛不了，所以它得加白术，才能祛风又祛湿。

湿痹、风湿这类病，之前说但利其小便，这里又说可发汗，这是因为两者的病理机制是不一样的。

“慎不可以火攻之”这句话顶要紧。这个病，它是证在表，治疗应该从表解，把湿由里往外赶，从外往里用火攻就错了。火攻的法子很多，古人用火攻的方法，目的是为了使人发大汗，咱们在《伤寒论》里讲得很多了，用火往里头攻，蕴郁的热不能够出来，那湿就更不用说了，反而往里头去，有很多的湿家经这么治，治出肾炎来了。从这一节我们可以看出一个问题，西医现在有时候还是爱用火攻，什么电疗啊，蜡疗啊，都是这一类的方法。这个痹证我在临床中见得最多了，其中总结了大概有五十例病例，一个西医叫张淑娟，跟我实习一年了，这五十例病例是由她做的五十张卡片中总结的。那个时候痹证多得很，我没见着一个病人是用电疗治好这种关节炎的。古人早就指出以此为戒。

《金匮要略·痉湿暍病脉证第二》中关于湿痹和风湿这两条证治的论述，都说的是原则的治法。关于治风湿的方证后边还有。

还有一节，也是类似的，在同一篇里头，“病者一身尽疼，发热，日晡所剧者，名风湿。”（同上第 21 条）

风湿这类病，它是阴天下雨都加重，如果日晡所（即日落的时候）它就加重，这个也叫风湿。一身尽疼，这个疼的程度比上边那个更重一些，同时发热。这种病是“伤于汗出当风，或久伤取冷”所致，这说的是病因了。这个湿从哪来的呢？它也不是从外边来，是人想出汗，要把部分水分排出体外，由于汗出当风，所以受阻排不出来，这就有湿邪了。出汗这个机制，它是排毒素的，毒物、废物应该排出体外，可是它排不出去，就停积在某个部位，就很容易犯这个病。热天出汗，弄个电风扇吹一吹，最容易被吹坏。汗里面全是废物，本来离开组织它是要出来的，遇着风一闭，就把这个东西闭在皮肤腠理之间，开始就在皮肤里头，偶尔被风吹一次一般来说还不要紧，但久而久之，这种毒素它就积存在关节处了。怎么多在关节处呢？因为关节的空隙，就是筋骨交界的地方，那个地方发炎生病了，这就属于关节炎了，这个说得很有道理。“或久伤取冷”，久伤取冷跟这个一样，比如我们出一身大汗，你拿起个冰淇淋来就吃，这个汗马上就回去了，其实这个汗早就离开组织了，但它没被排出体外来，跟那个汗出当风是一样的。这是古人提出的风湿的成因。还有就是平素身体即多停湿的人，一得感冒也容易得这个风湿病。这类病即“可与麻黄杏仁薏苡甘草汤”治之，这与麻黄汤差不多。由于本条的证候偏于有热，所以不用白术，而用薏苡仁、生薏苡仁啊。生薏苡仁这味药，它是一味寒性的祛湿、利尿、解凝药。

还有一种风湿：“风湿，脉浮，身重，汗出，恶风者，防己黄芪汤主之。”（同上第 22 条）

脉浮为在表。身重，这个湿特别多，组织里边都是水分，感觉就重，身子就沉。汗出，表虚。恶风，这个恶风特别敏感，是用黄芪剂的药证。这个我亲身体会过，在伏天我去看一个病人，他待着的屋子关得非常严，因为天气热，所以我手里拿把扇子，一进屋他就对我摆手，他害怕我手中的扇子扇出风来。那真是恶风。要遇着这种风湿，要用黄芪剂，黄芪证就是皮肤的护卫机能特别虚。古人有一句话，“邪之所凑，其气必虚”，皮肤这块虚，身上无论哪个地方停湿，它也往外来，就在皮肤这里待着了，这个虚不恢复，这个湿也不会去。这时候只用发汗药不行，非用黄芪不可，也不必太大量，三四钱就行了。这个药证，若在临床上遇到过你就会知道。像特别怕风、出汗这类病，非用黄芪不可。所以治病啊，不是说随便拿味药就治什么病，没有这个事儿，像这类痹证，不用黄芪干脆治不了。黄芪这味药，据我体会，它治恶疮、大风，《神农本草经》中也说它治恶败疮、痈疽、大风、癞疾，全是皮肤这个地方虚，也就是说正气不足于表，拿现代的话说就是皮肤营养不良，要恢复它，就用黄芪，把它恢复了，病邪就待不住了，病自然就好了。黄芪是治皮肤的，非常有效，现代人有时候滥用黄芪，说它“补气”，哪是那个事儿！本条之证用防己黄芪汤主之，药物组成也是根据前边讲的那个湿痹，要利小便祛湿，所以既用防己又加苍术，搁黄芪就为恢复这个表虚，另外就是生姜、甘草、大枣。这个方子从桂枝去芍药汤变化而来，就是于桂枝去芍药汤中以黄芪代替桂枝了，另外加祛湿的防己和苍术。这个术我们全是用苍术，不用白术，尤其是治这个风湿（**编者按：**以下无明确指明苍术，统一成白术）。

还有一条，这个在《伤寒论》里也有：“伤寒八九日，风湿相搏，身体疼烦，不能自转侧，不呕，不渴，脉浮虚而涩者，桂枝附子汤主之；若大便坚，小便自利者，去桂加白术汤主之。”（同上第 23 条、《伤寒论》第 174 条）

“风湿相搏”，风湿俱盛，相互影响，这个也疼得厉害，同时还陷于阴寒。《内经》上说：“风寒湿三气杂至，合而为痹也。”既有风，又有湿，又有寒。这个寒，不是外边侵入的寒，是人的机能沉衰发生的阴寒证，所以疼得特别凶。身体疼烦，不能自转侧者，是因为疼得厉害，凭自己的力量不能翻身。不呕者，说明里头没停水，也就是说没有少阳病。不渴者，说明里头也没有热，里边有热才渴，也就是说没有阳明病。病还在表。意思是这个风湿自表入里，从阳入阴；另外，这个病脉浮，但是虚而无力，并且涩，反映出里头血液也不流畅，它为湿所主。从脉可知这是少阴病，故以桂枝附子汤主之。现在我不常用这个方子，这个就是桂枝去芍药汤增量桂枝加附子。你们看《神农本草经》，附子这味药不但能够祛阴回阳，而且还能够祛湿痹、缓拘挛。我们治慢性关节炎，附子大概是必用的药。“若大便坚，小便自利者，去桂（当是去芍）加白术汤主之”，有这种情形的风湿病，是不能用发汗药的。这个小便自利，是指小便频数（老想尿又尿不出多少来），小便自利和小便不利是一个问题，都是膀胱机能的障碍，如同失眠和多眠是一个问题，都属高级神经活动障碍。膀胱的括约肌松弛，失去收缩的力量，这就是虚，这个小便就频数；如果膀胱的括约肌收缩而不开，这就是小便不利，这大概都是属于阳性证。用白术、茯苓这样的利尿药，治小便不利，也治小便自利（频数）。尤其这个白术，起相当作用，特别是配合附子，它能够恢复膀胱机能，肌肉收缩机能恢复到正常张弛，小便也就正常了。小便恢复了大便也就不硬，这个大便硬不是阳明病，使不得大黄，由小便数造成的大便硬，小便不数了，大便自然就好了。由于附子、白术相配伍，一方面治小便自利，一方面祛湿解痹。这一段书让人很不好理解：大便硬，小便利，为什么还搁白术啊，反倒去桂枝？在《金匮要略 · 水气病脉证并治第十四》有一条明示：“渴而下利，小便数者，皆不可发汗。”所以要去掉桂枝。咱们讲《伤寒论》曾讲过发汗禁忌，小便频数者不能发汗，也应列到禁忌里头，因为小便数亡失津液，再发汗更亡失津液！想法子治小便频利才对。像真武汤这样的方剂，根据药物组成，都治小便频利，也治小便不利。尤其是老年人精气虚衰了，常常有尿就得赶紧去厕所，他憋不住啊。我们开会见一个老先生，他一趟趟地跑厕所，那就是小便非常频。有了尿收摄不住，想排尿但又排不痛快，所以他一会就想上厕所，来不及就淌到裤子里头了。这种情形用附子配合利尿药，都好使。这一段就讲这些问题，为什么今天都要讲一讲呢？因为这和痹痛也很有关系，原则上这些都是一样的。

“风湿相搏，骨节疼烦，掣痛不得屈伸，近之则痛剧，汗出，短气，小便不利，恶风不欲去衣，或身微肿者，甘草附子汤主之。”（同上第 24 条、《伤寒论》第 175 条）

这个比上边桂枝附子汤证更重，停湿停水，已达到小便不利的程度，湿越盛则寒越盛，痛得就越厉害。掣痛者，是一种牵掣性的痛，以至于不得屈伸，伸开不能屈回来，屈回来不能伸开。近之则痛剧者，怕别人摸他碰他，离他近些他都吓得受不了。另外，表虚则汗出，内有停饮则短气、小便不利。恶风不欲去衣者，示病转属阴。身微肿者，乃湿甚于表。总之，这个病寒湿得厉害。这种情况要是恶风特别敏感，也有用黄芪的机会；不敏感一般就是桂枝汤证，桂枝汤证也是自汗出、恶风。这条用桂枝甘草汤加白术、附子，前边那个桂枝附子汤有附子而没有白术，这是两个方剂组方上的区别。桂枝甘草汤就是桂枝汤的基础方，这个咱们也讲过。短气、小便不利、身有微肿，都是湿盛为证，所以还要附子、白术配合使用。

“诸肢节疼痛，身体尪羸，脚肿如脱，头眩短气，温温欲吐，桂枝芍药知母汤主之。”（《金匮要略·中风历节病脉证并治第五》第 7 条）

诸肢节疼痛，就是多发性关节痛。身体尪羸者，羸就是瘦，尪羸就是关节变形。这个尪羸，《医宗金鉴》改为魁羸，魁就是尪的意思。可见这一段说的是类风湿性关节炎。脚肿如脱者，就是脚肿得厉害，下肢特别疼，行路困难。脚气感染也有这种情况，所以这个方子也治脚气。头眩短气者，水气往上冲就头眩，胃有停水就短气，这个湿也挺重。温温欲吐者，胃有停水就想吐，老想吐又吐不出来。凡此以桂枝芍药知母汤主之。这个方子也常用，它就是桂枝汤去大枣，另外加防风、麻黄、附子、白术，再加知母，生姜的量比较重。我们在临床上不要守着方子用，类似这个证候，如果病人不想吐，生姜的量就不要这么大。我用这个方子治过风湿热证，加石膏很好使，加石膏就是越婢汤的用法。

前面讲的这些，就是要利小便，这些方子大概都在《伤寒论》里。

咱们讲少阴病的时候，有两个方子相似，我也把它们放到这里来：

“少阴病，身体痛，手足寒，骨节痛，脉沉者，附子汤主之。”（《伤寒论》第305条）

少阴病也在表。身体痛，手足寒，骨节痛者，这个骨节痛就是指风湿这一类病。脉沉者，指这个脉不浮反而沉，就是里边有水饮，以附子汤主之。附子汤与真武汤，组方就差一味，附子汤有人参没有生姜，真武汤有生姜没有人参。附子、茯苓、白术一起用，再加人参、芍药，这就是附子汤，这个方子的主要作用是利水祛寒湿。这个方子我用过，如果腿疼得厉害，而且发拘挛（这与芍药有关系），而脉沉，这类痹痛用它好使。

“……小便不利，四肢沉重，疼痛，自下利者……真武汤主之。”（《伤寒论》第316条）

之前我们讲湿痹，小便不利、大便反快，真武汤证就是这个样子。四肢沉重、疼痛者，湿重就自觉发沉，要是湿痹病人就疼。小便不利，自下利者，这就如同小便不利、大便反快。真武汤是治水的，它利小便，也是茯苓、白术、附子三味药联用，再加芍药、生姜，跟附子汤就差一味药（真武汤没有人参有生姜）。

附子汤、真武汤两者是一类方剂，这跟前边讲湿痹“但利小便”的精神是一致的。

我们介绍了仲景书里面的这些内容，可以看出痹痛这类病的治疗，原则上应发汗或利小便，尤其这个风湿病，始终在表，总是以解表类方剂兼祛湿利水为正治。这个病的得来，大概是汗出当风，贪凉饮冷，或久伤取冷的居多，而且多阴证。最忌的是不能从外往里治，不可火攻。而临床上常遇着小便频数、大便反硬这种情况，应注意不要再用发汗药，只是用附子、白术为基础的方子就行，例如前边讲的把桂枝附子汤中桂枝去掉加白术，那里连桂枝都不用，麻黄更不能用了。如果病没有陷于阴证，像麻黄加术汤、麻杏苡甘汤等，也有用到的机会，但这些都是在病急性发作的时候，我们在临床上遇到的比较少。经西医治疗得不好，就找中医，所以我们中医见到的这种病以慢性病为多。这类慢性风湿病，脉浮虚，或者沉，全是属于少阴病的范畴，就该用上述的治法。

我治这个病，用得最多的处方概括起来有三四个。我不用桂枝附子汤，而是用整个桂枝汤加味。桂枝汤咱们都知道，是太阳病的用方，脉浮缓或者浮弱，自汗出。但是光用桂枝汤是不行的，病变成阴虚的证候了，就用桂枝汤加苍术、附子，这个方剂应用的机会最多，治好的病人也很多，无论是风湿，或者是骨质增生都好使。我们用附子要注意一点，用附子后，人常感眩冒，这味药有毒性。《伤寒论》里说，服药后“其人冒，如虫行皮中状，勿怪”，这是药已中病，水气没去，所以头眩，这个不要紧的，我在临床上也遇到过这样的状况，究其原因是附子有毒的关系。所以我们用附子的时候，开始不要大量用，依现在量制用十克、十几克，这没问题的。总而言之开始要少量用，逐步增加，而且要多煎久煮，因为附子大量用是可以中毒的。现在用的附子都是制附子，没有生附子，治关节疼也用不着生的，一般都是用炮附子。某种情况也有用生附子的机会，但是药店也不抓药给你。还要注意前面讲过的恶风特别敏感的，在这个方子里可以加黄芪，不用那个防己黄芪汤也行，如果病人汗也多，恶风特别厉害，没有附子证，脉不虚也不沉，挺浮的，不用搁附子也好使。我就用桂枝汤加黄芪治过一个挺重的痹证，那个病人我记得姓刘，他也不说他恶风，开始时用附子剂，越吃越不好，再次来看我就问他，你是不是怕风？他说我怕得厉害！得这病有十来年了，后来就改用桂枝加术附汤再加黄芪，他吃十几剂药就好了。所以当药不对证的时候，咱们别太主观了，就应该自己找变化，好好问一问，因为病人主诉的证候常常说不清楚。以恶风而论，桂枝汤证有恶风，葛根汤证也有恶风，但那种恶风都没有黄芪证的恶风这么厉害。还有一个病人，有小便不利的情形，不是说一点尿没有，尿比较少，有些心悸，我用这个方子把桂枝增量至12克（一般用9克），加苍术、附子，再加茯苓。茯苓这味药，治心悸，配合苍术，更加强了利尿的力量。所以要有小便不利，心悸明显，或者身上有颤抖的情形，就用桂枝汤加茯苓、苍术、附子。还有骨质增生这个病，无论是颈椎还是脊椎的骨质增生，都可能压迫神经，而且疼痛偏于身体一侧的多，遇到这种情形要加大黄，值得注意。加大黄是根据什么呢？这也是根据仲景书来的，凡是偏疼，原文是指胁下偏疼，如果脉紧弦，寒也，应该以温药下之（《金匮要略·腹满寒疝宿食病脉证第十》的大黄附子汤证）。温药下之是用的附子、细辛、大黄，我就根据这条悟出这么个规律。古人说凡是沉寒，它是偏重一侧，用附子、大黄这类药才能祛这个寒，这是中医辨证的看法。骨质增生并不是沉寒之疾，但是若也是一侧疼，须用附子、细辛时，就必须配合大黄才有效，尤其是关节疼。这是我自己摸索的，还没遇着别人说这个，书上也找不到。例如上述的桂枝加术附汤证，病人一侧疼，加上大黄6克，好使得很，我治好过很多这样的病人。过去的中华人民共和国农业部农垦局，上到书记下至办公室的一些人，我都给治好过。他们那儿有个医生，遇到有得这个病的病人他也给开这个方子，“文革”过去后他来我这串门，跟我说你这个方子可好使了，我也治好过不少病人呢。这个方子应用的机会最多了。

还有一个常用的方子就是葛根汤。葛根汤这个方子，《伤寒论》里讲得很好：“太阳病，项背强几几，无汗恶风，葛根汤主之。”（《伤寒论》第31条）项背强，肩膀僵痛，不光肩膀疼，头也运转不自如，这用葛根汤非常好使，但也要加苍术、附子，因为这个方证它对应着项背、头后的关系。结核性脊髓炎，葛根汤应用的机会也很多，也要加附子。常见的腰肌劳损，我试验过此方，非常好使，这个不要加苍术、附子，就是用葛根汤。这种病就是项背、腰部这些地方的肌肉失和，失和的程度要是加重，那就不光是拘急，它就疼。腰肌劳损我自己得过，我试了葛根汤，就一剂药，吃了就不疼了，真好使，这个不要加附子，所以我深有体会。这种病我治好很多。所以凡是腰疼，与脊髓有关系的疼痛，一般都用葛根汤比较好，或用葛根汤加附子。

还有个方子也很常用，就是越婢汤、越婢加术汤。这一类方子治水肿、风水。《金匮要略·水气病脉证并治第十四》曰：“风水恶风，一身悉肿，脉浮不渴，续自汗出，无大热，越婢汤主之。”古人管这叫风水，就用越婢汤。越婢加术汤证，不叫风水，叫里水。“里水者，一身面目黄肿，其脉沉，小便不利，故令病水。假如小便自利，此亡津液，故令渴也。越婢加术汤主之。”这个汤证有的书上改了，例如《医宗金鉴》里改成“皮水”，我认为改这个是不对的。为什么叫里水，它是就水肿的原因而论的，由于胃气不足，则脉络空虚，小便不利、里有停饮，则乘脉络空虚水走皮肤而肿，即《金匮要略》所谓“胃气虚则身肿”是也。胃属里，故称之为里水。不是就水肿之所在而论，水肿当然都在外头肿了。改者认为里水怎么搁麻黄啊？其实里水搁麻黄的机会太多了，临床上常见的肾炎，尤其在并发腹水的时候，病人小便不利，用这个越婢加术汤非常好使，但是麻黄得重用，麻黄原量是六钱即18克，我一般最少也得用四钱（12克）。治肝硬化腹水用这个法子就不行。条文中的“里水”，说明就是越婢加术汤证。咱们医院有一个病人，就是大肚子，肾炎并发腹水，我就给他吃越婢加术汤，腹水很快就消了，这个方子也好使得很。现在咱们讲痹证，治关节疼，凡是关节不但疼而且有水肿的，要以这个方证为基础来治疗，用桂枝汤、葛根汤都不如越婢加术附汤好使，因为它祛水。越婢加术汤加附子，或加茯苓、附子，消水肿、祛风湿，都很好使。越婢加术汤中有麻黄，用麻黄剂如果遇恶风很重、很敏感的病人，也有加黄芪的机会，不是没有这种情况但是很少。前面讲过，我曾用桂枝芍药知母汤加生石膏治风湿热证，那里就含有本方的意思。治类风湿性关节炎、关节疼肿、脚肿得厉害、水肿较重，除上述方法，侧重用本方的机会也较多。我治过一个姓薛的病人，他一犯起这个病来，就发热，肘膝四个大关节肿疼得不得了，我就用越婢加术附汤，后来他不发热了，关节也没那么肿疼了。

这三个方子，以桂枝加术附汤证最为常见，葛根加术附汤证、越婢加术附汤证也常有。桂枝芍药知母汤证也有，这个方证脚肿得明显，其他地方不肿，诸关节痛甚至有些关节变形，可用本方。这个方子还有一个应用，大家也须知道，可适证治脉管炎，尤其是下肢。我有一个邻居姓尹，是个工人，他得这个病，北京同仁医院诊断他将来得截肢，他害怕了，愁得不得了来找我，我说用不着吧，我用的就是这个方子加祛血瘀的药即桂枝茯苓丸。原方有桂枝、芍药了，再加上桃仁、牡丹皮、茯苓就行了，这个也挺好使。外科治这个病用阳和汤，与这个方子差不多。这个方法还可适证治结节性关节炎，结节处的血管像手指那样粗，此时也可这么加味用。越婢汤、葛根汤也可以这么加味。总而言之我们得辨证。

还有一种身上疼，但是不关风湿，或者疼得不剧烈，没完没了的疼，甚至于麻痹不仁，尤其是四肢。这在临床上挺奇怪的。这个我常用柴胡桂枝干姜汤加当归芍药散。治了几个病人，我给你们说几个特殊的病例。有一个病人是脑血栓后遗症。他得脑血栓时就眩冒，人事不知，后来住院了，出院后下肢瘫痪，不会动弹，也疼，我就用这个方子。还有一个病人，他有影响全身的证候表现，就是无力，我也是用这个原方，一点没变，现在这个人蛮好。肌肉萎缩的病人我也用这个方子，也挺好使，也没加减。有两个跟我实习的大夫，是河南焦作的，所以他们那儿的人也找我看病，有一个人就是肌肉萎缩，肌肉萎缩是脉痹啊，我也用这个方子，后来他的肌肉的确恢复了，所以这个合方也可以列到痹证里头。还有麻痹不仁，疼痛，但这个疼痛不那么剧烈，或者有低热，这个方子可用，尤其是有特殊并病，都好使，但是治疗时间要相当久。柴胡桂枝干姜汤加当归芍药散，常用来治肝炎。这个方子起什么作用呢？据我个人的理解，它疏肝和血，而肝主筋，我按着这个设想，治了很多不同类型的病人。但是在临床上这个痹痛要痛得剧烈，它就不好使。所以说这个方子虽也治痹痛，但其为证与一般的风湿性关节炎、类风湿性关节炎都不同，就是因为它所治的病疼痛得不剧烈。

再有就是肾着，这个病它不只是腰疼，还觉得腰特别冷，身体特别沉。这个吃甘草干姜茯苓白术汤就行，这是个很特殊的病。还有脉微细、寒腿这一类病，就用当归四逆汤，但这个方子有时候也需要进行加减：寒得厉害，根据《伤寒论》加吴茱萸、生姜；有腹痛，要没有特殊情况的话，只用当归四逆汤就行。当归四逆汤就是桂枝汤中以细辛代生姜，另外加木通、当归。细辛的作用与附子差不多，但它偏于祛水，也治关节拘挛疼。用这个方子，就是治寒腿好使，其人平时不觉怎么的，一受寒就腿疼，就用当归四逆汤原方就行，这个方子在《伤寒论》的厥阴病篇里。

咱们今天就讲到这吧。痹证中的四逆汤证、肾着，都比较少见，最多见的还是我们前边讲的那些病证。

二、讲结核病

结核性肠系膜淋巴结炎、肺结核及淋巴结核等，用小柴胡汤、四逆散、黄连解毒丸及小陷胸汤屡得全效。

对于肺结核，有用小柴胡汤与小陷胸汤合方的机会：小柴胡汤中有半夏，再加栝楼、黄连就是此合方。栝楼这味药，宽胸解里祛痰，也治咳嗽，小柴胡汤证中若兼有这些证候表现，小柴胡汤可以与小陷胸汤合方。总之，既有小柴胡汤证，又有小陷胸汤证，胸满闷，心下堵得慌，痰也多，就可以用两者的合方。这个合方，一般应用的并不太多，但是应用于肺结核的机会可不少。要是有骨蒸劳热，还要配合黄连解毒丸这一类药。黄连解毒丸咱们医院就有，以前这个药是药店就有卖的。要有痰中带血的情况，还可以适证兼用泻心汤。

肺结核是一个虚热证，用柴胡剂是挺好的，拿小柴胡汤来说，其中的党参是补药，它是健胃的。如果是实热证要祛热，这大宗补药是不行的，但肺结核是一个虚热证，虚是应该吃点补药，但热得用寒性药，不能用温性药，所以肺结核的病人没有吃黄芪的。有热治以苦寒药，一般不用石膏，但治肺结核有用石膏的机会，像竹叶石膏汤，临床上也常用。还有麦门冬汤、炙甘草汤，它们含有大量的麦冬或生地黄。肺结核若咯血、胸痛者，一般均为空洞期阶段的表现，可用竹叶石膏汤加生地黄、阿胶（大吐血皆可用）；也可用炙甘草汤，就因为它有大量生地黄；这种情况亦有用黄土汤的机会。凡是这种滋阴养液的药，对于肺结核还是有好处的，但这都是在末期的时候才用，能取一时之效，但最后还是不行，肺结核到末期的确是不好治。在这个病开始的时候，这些方子都用不得，不能吃补药，还是要适证选用柴胡剂、黄连解毒丸、小陷胸汤等。像《备急千金要方》（简称《千金方》）这样的书，也犯肺结核初始阶段就用补药的毛病。总之应该适证选方，有什么证候用什么药，这才是对的。

结核性脊髓炎，葛根汤应用的机会较多，就是用葛根汤加附子。

肠结核腹痛有用小建中汤的机会。腹痛一症，更不乏阴性病，如呕逆、腹中寒痛的附子粳米汤证；寒疝绕脐痛（甚至小肠下漏，睾丸肿痛），一派虚寒，大乌头煎固然可用，但临证一般多用当归芍药散合四逆散加附子、吴茱萸取效。

三、讲黄疸

临床上黄疸病有表证，要发汗。发热怕冷、头项强痛等表证在，这种发黄，要是无汗用麻黄连翘赤小豆汤，此方是以麻黄汤为基础。要是有汗，就用桂枝汤加黄芪，黄芪也祛黄，这也是《金匮要略》里面的方剂。《千金方》说的那个麻黄醇酒汤，我没用过，用这个方子值得考虑，方子里就麻黄一味药，用来治黄，这个我没试验过。但是与其用麻黄一味药，莫如用麻黄连翘赤小豆汤，这都是在有表证的时候。

在里，可用茵陈蒿汤，还有栀子大黄汤，这两方在《金匮要略·黄疸病脉证并治第十五》中。烦得更厉害，可合用栀子柏皮汤。

黄疸，古人把它分为三种，有谷疸、女劳疸、酒疸。黄疸的原因，古人认为是瘀热在里。什么叫瘀热在里呢？就是热瘀于里不得出来。和什么相瘀？总与湿相瘀。所以必是小便不利，或者是不出汗，才有这种情况。在治疗上还是得根据辨证。

证情可用下法的，有几个方子：茵陈蒿汤、栀子大黄汤、大黄硝石汤。大黄硝石汤这个药重一些，非大实大满不要这么用。还有一个硝石矾石散，书上说它治女劳疸，这个药我也用过，但是对女劳疸没有效。

酒黄疸脉浮，欲吐，就要以吐法治之，大概都是用瓜蒂汤。

还有一种瘀血性黄疸，在临床上也遇得到，它不是一般的黄疸，这种黄疸不祛瘀血，黄是祛不了的。血瘀证最容易影响头脑，《伤寒论》说“其人如狂，血证谛也”，这清清楚楚是血瘀证，那要用抵当汤。

发黄如果不在表，也不在里，而在半表半里，就多是小柴胡汤证。常用小柴胡汤与茵陈蒿汤或与五苓散合方，应适证而选。《金匮要略》上说，发黄而呕，再有热，就是小柴胡汤证，单用小柴胡汤即可。无论单用还是合方，要具有柴胡证才可用柴胡剂，否则无效。如果在半表半里的发黄还兼有里实，即用大柴胡汤配茵陈蒿汤就行了。

黄疸，里头有热，多日不大便，小便也不利，可是人极虚弱，又不可下，这时用猪膏发煎是可以的，但我们在临床上用的机会并不多。

如果发黄，水停不化，小便不利，证候表现为水湿较重，就用茵陈五苓散。至于茵陈四逆汤，即后世所谓阴黄的治剂，然非真阴寒之候，不得妄投。

这些治黄疸的药物挺奇怪，都是黄色的药，都祛黄。像黄芩、黄连、黄柏、栀子、大黄、茵陈、黄芪等，都是黄色的药，都治黄。这挺有意思的。

四、讲血瘀

祛瘀的方剂中，起祛瘀作用的药不只是桃仁、牡丹皮，水蛭、虻虫也是祛瘀药。当归、川芎、生地黄等，这些补血的药也全是祛瘀药。你看当归芍药散，“妇人腹中诸疾痛，当归芍药散主之”，为什么提妇人呢？因为妇人容易有瘀血。我们常说的那些补血药，除了起强壮作用，主要就是祛瘀，《神农本草经》上就有记载。例如生地黄，《神农本草经》解作“逐血痹”，血痹是什么？就是瘀血，所以它是起强壮作用的祛瘀药。而且药有寒热之别，生地黄不但强壮祛瘀，而且性寒解热，后世说它祛血分热，也算对的，它主要还是祛瘀。在临床上遇到有瘀血的病人，不虚，不要用强壮药，陈旧性的瘀血就用水蛭、虻虫、䗪虫这一类的药，一般的瘀血就用桃仁、牡丹皮这一类的药，也得看病人的证候。要是虚，有血瘀证，用攻破的法子不行，就得用强壮性的祛瘀药，有热用生地黄、牡丹皮这一类的药，有寒用当归、川芎这一类的药。

要是研究仲景对血瘀证的用药规律，我建议通读到这一篇（《金匮要略·妇人杂病脉证并治第二十二》）的时候，把它好好总结一下。仲景书把血瘀证分散在了各篇章讲，像桃核承气汤证、抵当汤证、抵当丸证、大黄䗪虫丸证、桂枝茯苓丸证、大黄牡丹皮汤证、当归芍药散证、温经汤证等全是。分析一下，哪个是补血的温性强壮祛瘀药，哪个是解热的寒性强壮祛瘀药，把它们分出门类来。研究东西就是这样的，要自己动手，听我讲课当然不能说没点儿意义，但不如自己动手有利。这些祛瘀药都在《金匮要略》《伤寒论》里面，再找些后世家的东西也可以啊，你们自己动手，把祛瘀药集中了研究，我保证比王清任研究那个血证还要好。我在组方上举两个例子：《金匮要略》中治吐血的柏叶汤，孙思邈在其中加阿胶，很有道理，他为什么不加生地黄？柏叶、干姜、艾叶都是温性药，为证虽然不到阴证，但是有虚寒，这里可以搁强壮性止血药阿胶，不能搁生地黄。再看芎归胶艾汤，其中川芎、当归、芍药、地黄，就是后世的四物汤，再加上阿胶、甘草、艾叶。四物汤我们都知道，一般都说它补血，其实不完全是，它也祛瘀，不过它是一个强壮性的祛瘀药，利于虚证，不利于实证。

这些药有祛瘀血的共性，但是彼此间也有差异。比如生地黄和芍药，生地黄甘寒，而且寒性大；而芍药，《神农本草经》说它苦平，其实它是微寒。它们都是寒性强壮祛瘀药，利于虚热证，不利于虚寒证。《神农本草经》上说芍药治血痹，痹者就是疼，芍药治由于血行受阻碍而发生的痹证，而且它缓挛急，所以还治抽筋、腹挛痛。地黄，它的寒性比芍药大，所以它解烦，同时还有止血的作用，这就和芍药不一样。

当归和川芎都是温性强壮祛瘀药，利于虚寒证不利于虚热证。但当归、川芎也有些差别：强壮止痛，当归比川芎强；祛瘀散邪，川芎胜于当归。

川芎、当归、地黄、芍药这四味药搁在一起，寒热调和，就治不寒不热的证。

水蛭、虻虫这两味药，作用差不多，都是祛瘀之中兼有解凝的作用，所谓解凝就是解某个部位的结实。所以顽固、陈旧的瘀血我们用水蛭、虻虫。像干漆、䗪虫，都是起这个作用，祛瘀的作用要比桃仁、牡丹皮强。

䗪虫是寒性药，类似水蛭、虻虫，但是在临床上它有一个特殊作用就是止疼，治症也有烦满。它主要治陈旧性的瘀血，比桃仁、牡丹皮所治的瘀血要顽固一些，这样的血瘀证只用桃仁不行，必须要搁䗪虫。

《金匮要略·黄疸病脉证并治第十五》中的硝石矾石散证，虽然膀胱急，少腹满，是水热瘀结发黄的病因，但从大便色黑，可见有瘀血也是肯定的。但是其人不如狂，所以不用水蛭、虻虫这么峻烈的祛瘀药，而用硝石、矾石。矾石这味药，妇科常用为佐药，虽然也祛湿祛热，但同时它也有祛瘀的作用，不过祛瘀的力量不强。《神农本草经》上有记载。

《金匮要略·疟病脉证并治第四》中的鳖甲煎丸，看看它的方剂组成，主要还是用柴胡剂。根据第一条第一句“疟脉自弦”，用柴胡、黄芩、人参、半夏、干姜，把大枣、甘草拿掉了，把生姜换成了干姜。为什么拿走大枣、甘草呢？因为甘草这味药它有缓药的力量，所以尤其是用攻法，不用甘草。古人认为，癥瘕不外乎两个问题，一个是瘀血，所以这个方子要祛瘀；另一个就是痰饮。非痰即血，古人这么看。这个方以柴胡剂为主治疟疾。另外就是行气、祛瘀、下水的药，里面有桃核承气汤，又有䗪虫、牡丹皮，尤其是它主用的是鳖甲，攻坚祛瘀。还有一些行气的药，如厚朴之类。还有解毒的药，像蜂房，它以毒攻毒，也是为治疟母的关系。我用这个药治过肝炎的脾大，的确有作用。早些时候药店有成药卖，现在可能还有，现配这个东西很麻烦。因为这个脾大，不能求速愈，它是久瘀血，猛攻是不行的，用这种丸药比较好。现在一般用大黄䗪虫丸，也挺好使的。

治慢性肝炎也是这样，病人里头有瘀血，如果是肝功能不好，可以再加丹参、茵陈。不过丹参量要大一点，医谚谓丹参能代替四物汤，所以丹参也是祛瘀活血的药。有的肝炎，肝功能破坏得特别厉害，一用祛瘀活血合利胆的药，反倒有效。如果胁痛得厉害可以加王不留行，王不留行本来是外科药，它行血通经、祛瘀定痛，所以肝区疼痛有时用它很好，但是也是利于虚寒证，不利于虚热证。

五、讲热入血室

热入血室，不限于女人，男人也有血室，不过女人血室是指子宫说的，男人血室在小腹膀胱部位，为血液汇集之处，故又名为血海。考之近代解剖生理学，骨盆内静脉大而且多，在阴道壁与阴道下端及直肠处尤多。此处受伤则出血甚多，与古人所指为血室颇相合。热邪陷于此处，最易致邻近器官发炎出血，热随血上犯头脑必发谵语，这和妇人热入血室证谵语、如见鬼状是同一道理，故亦刺期门以泄热。《金匮要略·妇人杂病脉证并治第二十二》第4条，并不是专指妇人说的，这一段不应该搁妇人杂病里头，这是泛论。张仲景的书当时是失散了，恐怕是后人整理时看到热入血室，就都集中到一起了，这就会有一些问题，但是搁在这儿也没有什么大碍，没什么大关系。《金匮要略·妇人杂病脉证并治第二十二》前四条，全是说的热入血室。热入血室这种病，以妇人为多，男人比较少。尤其在表病期间男人更少。妇人所以较多是因为妇人有月经的关系。

我们前面讲的这些血瘀证，都是夜间重。热入血室证则“昼日明了，暮则谵语”“暮即发热”。“暮即发热”就是一到夜间就发热，这个热肯定是个瘀热，瘀血之热。另外还有“少腹里急，腹满”，血瘀证陷于少腹这个部位多，桃核承气汤证、抵当汤证都有这个证候，如果再小便自利，那就是血瘀证。临床如果没有可下之证，大便不干，或者反溏，用小柴胡汤合桂枝茯苓丸就相当好使，有时候也可合桃核承气汤，或者再加石膏。有可下之证，大便几天不通，要是谵语，也可用大柴胡汤合桂枝茯苓丸或桃核承气汤。主要看可下还是不可下。热入血室，有的很厉害，如桃核承气汤证，其人如狂，发高热，这个很多。单用小柴胡汤的机会不多。

第四章 胡希恕讲常见病的治疗

本章说明：“文革”时期胡希恕先生曾单独给编者（段治钧）授过课，在讲完《伤寒论》《金匮要略》《仲景方剂学》后，应编者（段治钧）恳请再讲点“常见病的治疗”，胡希恕先生爽诺。可惜只做了九讲，后来各方面秩序逐渐恢复正常，因胡希恕先生工作繁忙，没有讲完而止于此。但这对了解胡希恕先生的临床思维，也有重要的意义，编者（段治钧）依当年的原始笔记整理，今奉献给读者，以供参考。

一、感冒证治

这里讨论的感冒，是一般的伤风感冒（简称感冒，俗称伤风）和流行性感冒（简称流感）。它们的临床表现有鼻塞、流涕、咳嗽、有痰、声音嘶哑、咽干痒痛等上呼吸道症状；以及恶寒、发热、头痛、全身肌肉酸痛、疲倦、虚脱等全身症状；有的伴有食欲不振、呕恶、便干、腹泻等胃肠症状；小儿有时伴有惊厥。上述临床表现就其全身症状来说悉为表证，其兼症则或为里证，或为半表半里证。

感冒初起，一般都有恶寒、发热、头痛、身痛等症呈现，即为太阳病阶段，依法均当汗解。若为表虚自汗出的桂枝汤证，则用桂枝汤类方剂治疗；若为表实无汗的麻黄汤证，则用麻黄汤类方剂治疗。但当用麻黄汤时，很多情况反不若用葛根汤为妥，特别是恶寒重而不喘者，更是如此。若虚人感冒，虽有表证，但因机能沉衰而但恶寒不发热，脉微细，但欲寐，或疲倦虚脱，即谓为少阴病者，与麻黄附子甘草汤或麻黄附子细辛汤，是为正治。

若恶寒期以发汗法治疗的阶段已过，而病不解者，则有转属少阳或阳明的机变，依法应和解少阳之邪或清阳明里热，大柴胡汤、小柴胡汤、白虎汤皆为遣方的主体。但感冒、流感一般无承气汤证。

大柴胡汤、小柴胡汤的主症见仲景书，此处不拟赘述，以下几点为临床所常见，宜注意。口苦，不欲饮食，苔白而干；呕而发热；或发汗后热不解（或微有恶寒）；或头痛如裂等，均为柴胡证。口干舌燥者，皆宜小柴胡汤加石膏治之；若白苔兼黄苔者，心下发堵胀满、大便干者，高热阶段而呕吐剧者，均宜大柴胡加石膏汤治之，则一般可愈。

也有感冒、流感初起，一来即不是纯表证，而是表与里或表与半表半里的合病证者，即应合方治之。其中葛根汤与小柴胡汤合方的两解之法最为常见。其症为恶寒发热，呕，不欲食，或呕而头痛，流感期小儿多病此证；口干舌燥者加石膏更妙。有很多病人发高热，已进到柴胡证阶段而医生想不到这儿，这是应予以注意的。

若表里同病，表不解而下利者，视有汗、无汗适证选桂枝加葛根汤或葛根汤治疗，多迎刃而解。

感冒或流感的上呼吸道症状，以咳嗽、咽痛（包括扁桃体炎）最为常见，略述如下：只是咽痛，《伤寒论》有甘草汤、桔梗汤、苦酒汤等方。不过，作为上呼吸道感染的咽痛，一般多作为感冒的一个主要症状出现，较严重时即为感冒和扁桃体炎的合并症。作为感冒的合并症，适证宜选桂枝汤或葛根汤加桔梗（即与桔梗汤的合方），但无表证者，麻黄、桂枝不可用。咽痛而无表证，可用桔梗汤；若口苦不欲食，可以小柴胡汤加桔梗再加石膏佳。若扁桃体已经化脓，此时桔梗汤不足以治，必须用白虎汤清其高热，或用白虎汤加马勃，也可再加生地黄、麦冬，即所谓白虎增液汤以治之；有时也有用黄连解毒丸苦寒直折的机会。

对咳嗽，在感冒初期，可于解表方剂中适证加镇咳药以照顾其症状，此时后世方的桑菊饮可用（偏于治咳，对于伤风感冒的咳嗽挺好使）；也可置咳嗽于不顾，只着眼于表证，表解则咳亦得到缓解。若表解后咳不了了者，半夏厚朴汤加减很好使，其方为：半夏四钱，厚朴三钱，紫苏叶二钱，生姜三钱，茯苓四钱，这是原方；若咳而咽喉不利，须加杏仁三钱，栝楼一两，橘皮六钱，桑白皮三钱。若干咳无痰或痰少者，可以小柴胡汤中增量大枣至六枚，再加橘皮七至八钱，本方对咳而致吐或百日咳也有良效。

以上为感冒一般情况的论治，特殊情况还应宗《伤寒论》的理法辨证施治之。不过，临床实践证明，在感冒初期，很多情况即使方药对证，也只能挫其凶势，多数痊愈在少阳病的后期和阳明病的初期，此不可不知。

至于但发热不恶寒而渴的温病，乃里热盛已伤津或表里俱热，此非表证，不可与太阳病等同视之。既非表证，则不可用汗法治之，辛温宜忌，辛凉发汗亦不可用。《伤寒论》曰："太阳病，发热而渴，不恶寒者，为温病。"盖咽干、口渴、内热扰扰而心烦者，均不可发汗也。

二、咳喘证治

咳，是呼吸系统疾病（包括呼吸系统传染病）的重要症状表现。呼吸系统疾病有急性支气管炎、慢性支气管炎、支气管哮喘、支气管扩张、大叶性肺炎（葡萄球菌肺炎）、肺脓肿、伤风感冒、麻疹、百日咳等。上呼吸道病变居多，也有肺的实体病变，其他系统引起的病变也有，但不多见。这些病有的有全身症状（即中医所说的表证），有的没有全身症状，其主要临床表现如下。

急性支气管炎：有表证，咳嗽，有痰。

慢性支气管炎：长期反复咳嗽，有痰。

支气管哮喘：咳嗽，哮喘，甚至发绀。

支气管扩张：慢性咳嗽，咳出大量有臭味的脓痰（炎性分泌物），甚至咯血、胸痛、发热。

大叶性肺炎：有表证，咳嗽，胸痛，初无痰，后有血色痰和铁锈痰，甚至发绀、气促。

肺脓肿：有表证，咳嗽，胸痛，有大量有臭味的脓痰，甚至咯血。

伤风感冒：见前感冒证治。

西医除了一般疗法以外，多数只有对症的治疗。

中医对咳嗽的治疗，亦以镇咳祛痰为主，后世治法很多，疏风散寒、宣肺、清热、润燥，牵扯到肺脾肝肾，立论庞杂，更有甚者，中药西用，有药无方，完全失去了中医辨证施治的精神。

《伤寒论》对于咳喘，根据六经八纲的辨证施治精神，均有较多的适应方证，应予分门别类地缕析。在这里仅撮其要述之。

上述西医各病，有的有表证，有的无表证，凡感冒初起，因上呼吸道感染，有表证的咳嗽，均宜解表为主。根据感冒的论治，该用桂枝汤的用桂枝汤，该用葛根汤的用葛根汤，适当与镇咳、祛痰药未为不可。无表证只是咳嗽，则多宜半夏厚朴汤加味，前已论及，不再赘述。

下面，重点谈喘的证治。

喘有风寒诱发者，有老年人之痰喘，有瘀血性的喘息，均比较多见，其他为合并症的喘息，均宜辨证施治。不过，喘证多实少虚，真正的虚喘百不一见，此不可不知，后世多实以虚治，往往罔效。

外感诱发之喘，随外感而发。有痰黏着于咽、声如水鸡的射干麻黄汤证；有表邪内饮的小青龙汤证；有风寒诱发而喘并有项背拘急的葛根汤证等。但要特别指出的是，喘由外感诱发，同时有柴胡证者，以大柴胡汤与葛根汤的合方证最为多见。此合方多用，也最稳妥，咳痰困难者有时加石膏。

若喘非由外感诱发，又一年四季不分轻重，不受季节时令影响者，多为瘀血性的喘息，主以大柴胡汤与桂枝茯苓丸合方或与桃核承气汤合方治之，此视大便干或不干的情况适证选用之。此类瘀血性的喘息虽较上为少，但遇此证非用此方不可，应注意。若为瘀血性的喘息又有风寒诱发者，则宜大柴胡汤与葛根汤、桂枝茯苓丸的合方。有的更宜加石膏。

老年人之痰喘，指以吐白泡沫痰为主（多寒多饮），虽不一定由风寒诱发，但也是遇冷而发者，在外感期，则宜小青龙汤；非外感期，正宜从《金匮要略·痰饮咳嗽病脉证并治第十二》，用苓甘五味姜辛汤法，有颜面潮红者可加大黄，有热者可加石膏。但肺热盛者不可用苓甘五味姜辛汤法，否则有咯血之变。

最后提一下，肺炎也有喘证，有用麻黄杏仁甘草石膏汤的机会。但麻黄杏仁甘草石膏汤不是治肺炎的专方，还是要辨证施治，若吃完此方不见轻者，应赶紧变方，不可固执成见，多以小柴胡汤加石膏取效。若喘得厉害，小柴胡汤加石膏再加半夏厚朴汤很好使，病人若荧光透视发现有发炎，肺部有线状一条，此为肺出血的情况，服此药后即可吸收，甚妙。

又，对肺脓疡（腐败性气管炎）、胸痛、吐脓血者，则须用排脓之法，如苇茎汤（方药平稳，也祛热）、排脓汤、排脓散等。

三、肺结核证治

（**编者按：**此可与第三章第二部分互参。因与前之讲授时间、对象不同，各有详略，更宜互参）

近世通过病史、接触史、体征和痰液的检查，对肺结核不难做出诊断，亦有有效的治疗方法，患者在中医的配合治疗下，疗效更为显著，能尽快恢复健康。

肺结核的体征，以疲乏、食欲减退、消瘦、长期低热、盗汗、咳嗽、吐痰、咯血、胸痛为主，大体可分为前驱期（浸润期）、空洞期、末期三个阶段。从中医的角度来看，肺结核属虚热证，各阶段均应选择最适证的方剂。

在疾病开始，一般有咳嗽、低热、烦热，这个阶段多表现为柴胡证，以小柴胡汤配合苦寒药为多。咳重可合小陷胸汤；发烦热可合黄连解毒丸（以水丸为好），以解烦祛热。浸润期离不开这些法子。

若咯血、胸痛者，一般均为空洞期阶段的表现，可用竹叶石膏汤加生地黄、阿胶（大吐血亦可）；适证也可用炙甘草汤，因方中有大量生地黄（例：我的学生肺结核咯血时，即用炙甘草汤去桂枝、生姜）；亦有适证用黄土汤的机会。

至末期，咽喉不利，虚热更甚者，多用麦门冬汤、竹叶石膏汤、炙甘草汤等滋阴退热之法。若骨瘦如柴，有热，脉细数而虚，吃上方虽可有效，但亦不能保其活也。

四、胃肠疾病证治

这里所说的胃肠疾病，主要是指病灶在胃肠的证候，有些旁及胰腺、胆道、胆囊及腹膜的症状表现。

胃病的证治。

胃病包括西医所说的急性胃炎、慢性胃炎、胃和十二指肠溃疡及胃神经官能症等，西医在鉴别上有较细的特征区分。如慢性胃炎、胃神经官能症，食欲不振比较明显，多有胀满的感觉。但胃神经官能症，精神情志的影响与症状的发生、变化相关性比较明显，而一般药物又不能减轻其症状，其往往还有头痛、头晕、心悸、无力等症状。急性胃炎 、胃和十二指肠溃疡，主症则有明显的疼痛。不过，胃和十二指肠溃疡的痛，多以隐痛、胀痛、灼痛为主，并带有周期性或节律性（如食后或季节变化之际），两者甚至有出血症。

这些疾病，一般都有恶心、呕吐、嗳气、反酸、胀满、食欲不振、疼痛等症状。中医在鉴别区分上没有西医那么明确，但在辨证施治上却有其严格的规律性，这是必须用中医的辨证规律去理解和掌握的。

上述诸病，若以呕恶、下利（或便溏）、肠鸣、心下痞硬（满而不痛或闷胀发堵）为主，或兼其他证候表现如胃疼、食欲不振等，此类均以半夏泻心汤、甘草泻心汤、生姜泻心汤主治之，因三方都有半夏、干姜降逆逐饮止呕，黄芩、黄连解热除痞而止下利，胃气不振为客邪内饮的主因，故补之以人参，调之以大枣、甘草。其中生姜泻心汤更对嗳气、食臭有良效。服生姜泻心汤后，或有吐利的瞑眩状态，此应提醒病家须知，不必惊慌。如果恶心得厉害，并牵扯到头痛（尤其是偏头痛）或胃疼得厉害，应加吴茱萸，实不异与吴茱萸汤之合方，效佳。吴茱萸汤证以水气上冲波及头脑者最为对证，但胃有热时则不宜。其中甘草泻心汤对下利无度、日数十行，谷不化者，有速效。

若以嗳气为主，有呃逆、泛酸之类，其和上面所言不同的是无肠鸣、下利，大便反干，但心下也发堵（心下痞硬），此类应主用旋覆代赭汤治之，因方中有生姜、半夏降逆止呕，人参补胃以治心下痞硬也。若胃酸过多，胃痛也偏重者，要加制酸药，以乌贼鱼骨（海螵蛸）最为常用。更奇妙的是，此方（旋覆代赭汤加乌贼鱼骨）并无通便药，但吃了就能通大便，实为中医之宝贵经验，岂可等闲视之？本方用于十二指肠溃疡，亦有较好疗效。

若以胀满为主，也呃逆，但以呃逆为舒，不似旋覆代赭汤之以呃逆为苦，此类以茯苓饮主治之，方内有苍术，重在治胃有停饮，又有大量橘皮行气，痛得重一些可加延胡索二钱，胀满得厉害可加木香、砂仁等芳香药。但要注意，消导药、香窜药过多，对人体是没什么好处的。

此外，有的胃病，没有恶心、呕吐等症，但痛，即建中汤证者，用小建中汤即效；但有呕恶则不可，以此证不喜甘故也。主在治痛（胃溃疡或十二指肠溃疡）的还有甘草粉蜜汤，但原方宜去铅粉而加祛瘀止痛的白及，用于治胃溃疡有百发百中之效，尤其对胃出血用之更好。方药服法如下：炙甘草八钱至一两，白及三至四钱，蜂蜜一两半，先煎前两味，去滓，加蜂蜜再煎，把水分煎除一些成糊状，作一剂服。《金匮要略》曰："蛔虫之为病，令人吐涎，心痛，发作有时。毒药不止，甘草粉蜜汤主之。"铅粉有毒，但加蜂蜜、甘草则与人无伤，此黏滑性药物，食后附着在胃壁上，故不伤人，可是能诱杀蛔虫，甘草、蜂蜜又能治痛，可见古方配伍之妙。此类胃痛很多见，上述两方效果平稳可靠，不过，小建中汤有些偏温，利于虚寒证而不利于虚热证。有些时候病人是食管痛，但他说不清楚是胃还是食管，这种情况必须详审细问，若为食管，有热者则多为栀子豉汤证。

以上诸方，而有食欲不振者，宜与半夏厚朴汤合方。

还有一种临床少遇的胃病，属虚寒阴证者，则当与四逆汤类。胡希恕先生有案例：有胃病，关节痛，用桂枝汤、附子汤合方治之，关节痛好了，同时胃病也好了，此真虚寒证也。

肠系疾病的证治。这里讨论的主要是腹痛、下利和便秘（或大便不通）三者的指征范围。

对于腹痛，西医有急性、亚急性和慢性的区别，但不见得都属消化系统疾病。而且，按腹痛的部位亦有上腹、下腹的不同（中医还有少腹之说）。上腹的疼痛多属胃病，上已论及，不再赘述。少腹疼痛虽多不属肠系疾病，但因与中医的辨证施治有密切的关系，也于此一并讨论之。对于下利和便秘，西医虽有胃源性、肠源性及其他因素的区分，而中医却均以"里证"赅之，两者在认识上虽殊途而差异倒不大。

鉴于胃肠疾病的复杂性，我们要用中医辨证施治的方法予以归类分析，就更应注意阴阳、寒热、虚实的辨证纲领，进而选择适应整体机制的具体方剂给予治疗。

腹痛的讨论，在胃病中已有所论及，此处要说明的有以下几点：阳性病中，表里并病者，若由于表热内陷，腹满痛，可与桂枝加芍药汤；大便不通者，可与桂枝加大黄汤。血虚于外，寒邪在里的虚寒腹痛，可与小建中汤。贫血性腹痛，可与当归建中汤。但应注意贫血性、瘀血性的腹痛（属虚寒），不宜攻下。有水毒为患者，与当归芍药散；若为腹膜炎，心下痞塞、胀满，不恶心，而有腹痛者，则多用当归芍药散合四逆散治之。腹痛而呕者属柴胡证，可以小柴胡汤主之。若兼有外感症状，适证可选用柴胡桂枝干姜汤。

急腹症中，以急性阑尾炎和胆囊炎最为常见，予以大柴胡汤合大黄牡丹皮汤可得捷效。慢性阑尾炎，用四逆散合当归芍药散的机会很多，有脓肿加薏苡仁，排脓效果更好。

不属于消化系统的腹痛，多与血分有关。如少腹急结，其人如狂（热结膀胱）的桃核承气汤证；瘀血性腹痛，痛在脐下的下瘀血汤证；瘀血结热，少腹满痛的土瓜根散证；血滞气阻或恶露不尽之腹满痛的枳实芍药散证；下血不止（虚）腹中痛的芎归胶艾汤证，亦提示于此。

腹痛，更不乏阴性病。如呕逆、腹中寒痛的附子粳米汤证；寒疝、绕脐痛（痛剧甚的小肠下漏，睾丸肿痛）等一派虚寒，大乌头煎固然可用，但一般多用当归芍药散合四逆散加附子、吴茱萸取效。若寒疝，同时兼有身疼者，也有用乌头汤和乌头桂枝汤的机会。若腹中大寒痛，痉挛得厉害，因证而施，可与大建中汤。诸般卒病，腹满痛，痛如锥刺，甚至口噤假死，病势凶险者，若只寒实于内，无热证者，与三物备急丸吐下之。

有关下利的讨论：下利有菌者，即今谓之痢疾，无菌者为肠炎，均为本部分讨论的范围。

下利而有表证，表里并病，视其阴阳属性，应遵先表后里，或先里后表之法；表里合病，依法当合治之，此为正治。例如阳性病中，下利而有表证者，有汗者与桂枝汤加葛根；无汗者与葛根汤。下利不止、脉促、喘而汗出者，此里热壅盛，表亦未解，当与葛根黄芩黄连汤清内外之热，喘利自止。如下利兼有表证，小便不利而渴欲饮水者，宜与五苓散，利小便止利，两解其表里。若为中虚少热，下利不止、心下痞硬之协热利，与桂枝人参汤。下利而现少阴证者，此表阴证而兼下利，但未至下利清谷的少阴太阴并病的程度，可用白通汤。

下利，阳性病居多，且多有发热、腹痛。若不见表证，亦不见柴胡证者，多属黄芩汤证。若同时伴有呕逆（干呕，下利，发热），偏于实者（有腹痛），用黄芩加半夏生姜汤；偏于虚者（无腹痛而有心下痞硬），用六物黄芩汤。此证若烦热较甚，进而心悸而烦者，更当用黄连汤治之。若此证属上热（热亢于上，胸中烦热）下寒（下利，心下痞硬），食入即吐者，当以干姜黄芩黄连人参汤主之。

若下利而显柴胡证，即当用柴胡剂治之：有腹痛者，即以小柴胡汤加芍药治之，口干舌燥者更加石膏；无菌之肠炎，下利腹痛而胸胁满者，可用四逆散；如呕而下利，发热不止，脉数，无论便不便脓血（有似表证而服葛根汤，病无所去），则可用大柴胡汤或合调胃承气汤更下之，有黏血便者，可合桂枝茯苓丸。

夏季常见流行的细菌性痢疾，多以里急后重、肛门灼热、腹痛、便脓血为主症者，主以白头翁汤加大黄治之，腹痛要加芍药；若脉滑而实，此痢未欲止也，或有呕，光用白头翁汤还不行，多合大柴胡汤治之。

另外，有一种痢疾俗谓“红水痢”，也属细菌性痢疾的一种，类似于霍乱，着实厉害，转眼之间人即虚脱，治之之法可采用白头翁汤加阿胶、甘草，也有用大柴胡汤加桂枝茯苓丸复合大黄牡丹皮汤的机会。要之，此种病不能总泻，必须兼祛热才行。

还有一种所谓“噤口痢”者，病人不想吃，也吃不下东西，亦属难治，故有痢怕噤口之说，治之之法有用小柴胡汤的机会，或加石膏。要在不可下，此证多呕，呕多者不可下，有可下之证也不可下。（**编者按：**大柴胡汤证且呕而下利乃里有结实，故心下急，甚至心下痞硬；此证乃胃虚不能食，且多呕，故不可下也。两者脉亦迥异，临证当慎辨）

肠炎之为病，比较单纯，主症为肠鸣，下利不止，或大便溏，呕，心下痞或心下痞硬者，均主以三泻心汤，于此述之虽简，但实为吾人常用之良方，不可忽之，当于仲景书中求其异同。（**编者按：**三泻心汤证，胃病、肠系病均有之，故又重述于本部分）

关于下利，最后要提及的是虚寒阴证。凡下利胀满，汗出，或呕吐，因亡津液而致四肢厥冷者，均主以四逆汤。少阴太阴并病，至下利清谷，虚寒在里而致厥逆，主以通脉四逆类。里有水饮，下利而心悸、头眩者，主以真武汤。下利腹痛，便脓血，脉微迟而毫无热象者，可用桃花汤。久泻不收、无脓血者，赤石脂禹余粮汤主之。久泻，虚寒在里，慢性休息痢者，乌梅丸可用。

总之，对于下利，要慎辨阴阳，谨于补泻，倒施妄为，为害非浅。

另一大类即关于不大便、胃家实证。胃家实者，以三承气汤为主，多属急性病的大便不利，以热为主。发热，但无表证，腹痛拒按者，均可适证选用之，经文述之最详，不拟再赘。值得提及的是中毒性痢疾，来时高热不退，干热，而不拉稀，时昏迷，脉实数，面灰白，此急下之证，亟用大承气汤，勿得犹豫耳。

另外有可下之证，不适用三承气汤时，以柴胡加芒硝汤证和大柴胡汤证居多，不可不知。老年人虚秘，麻子仁丸为适证良方。

五、肝炎的证治

肝炎是一种常见病，类型很多，症状也很复杂，在治疗上，西医一直在探索有效的防治药物，希望用一般对症治疗的方法，借助于有效的药物来解决这一问题。有不少中医也循着这条路子加以探讨，目前尚不能做出肯定的结论，“程序的东西”是不可靠的。按中医的基本精神，根本问题还在辨证施治，有是证即用是方，不必受病名，甚或受脏腑概念的限制。当然，经常见的症状还是要掌握的，本部分所论即是这样一些基本类型，不敢说全面。

1. 急性传染性肝炎

可分为有黄和无黄两种类型。少数呈暴发性，发病急速，重者可呈肝性脑病而死亡。初起常类似感冒，而伴随有消化道症状、易疲劳、腰背疼等，这在诊断上是要特别注意的，以防误诊，贻误病机。经查验肝功能，或当出现黄疸时，则不难诊断。

黄疸为症，不只局限于肝的实质性病变，抑或输胆管道障碍均可导致发黄，胆寄藏肝内，胆汁经过输胆管道而输入胆囊，输胆管道若发生堵塞，则胆汁入于血液而发溶血性黄疸，例如胆囊炎、胆结石等均可使输胆管道发生阻塞，肝炎亦可影响输胆管道使之阻塞，而发黄疸。

中医有治黄之法而无肝炎之名。中医认为黄疸是湿热郁结，多用清热利湿之法，而且根据六经八纲的辨证方法，把发黄疸分为阳黄、阴黄。

所谓阳黄，即阳明病而发黄疸，热盛湿轻，大便干，此类用茵陈蒿汤，或用栀子大黄汤，以通大便祛湿热，主用栀子、大黄、茵陈。若恶心、肝区疼痛，而显柴胡证者，此类多见，当用大柴胡汤加茵陈蒿汤；若烦剧者，可加淡豆豉，更有配合栀子大黄汤的机会，此法甚善。这类证型比较好治，预后多良。

所谓阴黄者，即太阴病而发黄疸者。阴性病发黄疸，不但小便不利，且多呈大便稀溏，此类以茵陈五苓散主之。若现柴胡证多，如恶心、食欲不振（伴随消化道症状），也要合柴胡汤，用小柴胡汤合茵陈五苓散。但是，临床上以大柴胡汤加茵陈蒿汤方证为多，而茵陈五苓散证较少。

不过，有一种发黄疸发生在肝硬化时期，这与肝内输胆管道有关，多预后不良。

2. 无黄疸的肝炎

这种肝炎起病时肝功能就不好，谷丙转氨酶（GPT）200U/L以上，麝香草酚浊度试验（TTT）、麝香草酚絮状试验（TFT）都不正常，发病不知不觉，疲劳、不欲饮食，缠缠绵绵，差不多一得即是慢性病。

常见证型的治法：

（1）无力疲乏、腿软、腹胀、肝区疼痛——此多为柴胡桂枝干姜汤证。柴胡桂枝干姜汤对于体衰力弱（慢性病程）而显柴胡证者非常好使。对疼痛重者，要加血分药，古人认为“邪在肝，两胁中痛”，此内有恶血（瘀血，所以肝大或脾大），可配合刺行间以引邪下行，灸足三里以温胃中。具体加血分药时，因乏力者为虚，不可擅自用攻伐药，因此合当归芍药散的机会为多，因该方也有治肝区疼痛的作用，有时加味王不留行（本为外科药，治瘀血性疼痛重）或桔梗（治疼痛的刺痛较好）。总之，乏力者合当归芍药散，以其有强壮作用也。甘草加量也会有较好的缓痛作用。

这类治法，都是人感到特别乏力、胀满不欲食、大便偏干为宜；或许胃的证候不明显，而下腹胀得较重者为宜。

肝功能不好，加丹参、茵陈，因茵陈本属利胆剂，也等于疏肝剂，对恢复肝功能作用较好。道理后世论述较多，究其实质，仍不得其详。

以上方剂及合方，不光治肝炎，有些慢性病也多用，尤其是下肢无力、腰背肩酸者，吃了就感到舒服。

（2）若呃逆，有明显的所谓肝胃不和者，可用四逆散合茯苓饮（主治胃胀，重者加砂仁、木香），加量党参、橘皮、生姜；或合当归芍药散（治肝区疼痛），这样可对胃起很好的调理作用。此类证者，大便都偏稀。若肝功能不正常，也可加丹参六至八钱、茵陈一两、甘草三钱。

凡胃不和，堵满得厉害，以此为主要证候者，多以此类方剂主之。

3. 还有一种实证

痛重，肝功能破坏得厉害，苔黄，大便燥结（实），这种情况该攻也得攻，宜大柴胡汤加桂枝茯苓丸。此类为证虽峻，但却比较好治，有例病人转氨酶高于800U/L，也得速效。若小便黄者，也可加茵陈，不可用补剂，虽当归等药亦不用。

总之，实证腹胀，大便干，辨证施治，该攻的情况，径用攻法也无碍。

4. 小儿肝炎

小儿肝炎，大概显小柴胡汤证者属多，恶心、不欲食、无力等，小柴胡汤加丹参、茵陈，口干者加石膏。

对于肝炎，前面虽有急性、慢性的说明，但实际上是没法区分的，因本病潜伏时间有的短，有的长，为证不一，这多与传染性质有关系，所以不好分，实际上也不必强分。

最后注意一点，接触肝炎病人后，要洗手，必用肥皂洗两次，因此种病为滤过性病毒传染，谨慎为要，特别是手、口、脸，时刻注意。

六、心血管疾病证治

心血管疾病，包括范围很广，如风湿病、高血压、心力衰竭、心律不齐、心包炎、心肌炎、心脏瓣膜病、肺源性心脏病等。本部分主要讨论冠心病，也是取其为常见病、多发病的意思。

冠心病即冠状动脉粥样硬化引起的心脏病，它的主症即心区疼痛（心绞痛），疼痛可向左肩、向左上臂内侧、向后放射，发病突然，疼痛剧烈，有胸闷、汗出、自觉恐惧感等。有的病人短气、心悸（心率过速）。严重的病人心肌梗死、心肌硬化，可造成突然的死亡。

中医大体根据以下几种情况用药：

凡心绞痛，痛剧（如铁爪抓心样痛——心脏狭窄），病属实证者，有可下之证，脉不虚，可与大柴胡汤和桂枝茯苓丸合方。本方对心血管疾病确有良效，也可用于心脏性喘息（凡喘息，不为风寒所诱发，不分季节常如是者，多属瘀血性喘息）、心肌梗死、心力衰竭等。兼血压高者，可加生石膏，也能降血压。心悸重者，须加大桂枝、茯苓用量。若大便不特别干，可把生大黄改为熟大黄。一般脉结代（期外收缩）者，经云“其人发黄，脉结代者，抵当汤主之”，亦可用。

若心绞痛，其人特别虚衰，大便不干，不可下者，治宜四逆散加栝楼薤白半夏汤与桂枝茯苓丸合方。现代有些治法好像还不如此法为好。

若致阴寒虚证（指心力既衰，代谢机能也极度沉衰），则适证选炙甘草汤、通脉四逆汤、当归四逆汤为治。

另外，大柴胡汤合桂枝茯苓丸还治很多血液病，不可不知。

例如有一个紫斑病例：其人骨瘦如柴，脉不虚，浑身紫斑，自述游泳后得之，皮下瘀血，后又腹痛（说明是瘀血），大便干，自服蓖麻油，大便下血甚多而愈。后又复发，大便干、腹拒按，用大柴胡汤合桂枝茯苓丸而愈。

又治一过敏性紫斑：腹痛，大便有血，脉不太实，大便也不干，用四逆散加桂枝茯苓丸而愈。

血液病实证，不祛瘀不行。一般可用柴胡剂加桂枝茯苓丸，此法相当于王清任的血府逐瘀汤。有时有紫斑，而显不出柴胡证，但用此法有效，就是明证（即如上述之心绞痛，若有胸满、胁痛者，亦正宜此法）。

贫血方面的疾患，则都须以当归芍药散为主加减合方。尤其有腹痛在，此方好使。虚性证，不但不可攻，还须与强壮剂，如再生不良性贫血等，显然桂枝茯苓丸、桃核承气汤等是不合适的。现代人服氯霉素，有不少后遗症，造血机能受到严重破坏而发生严重后果。此可以柴胡桂枝干姜汤加当归芍药散治之，有时加生地黄。其为证，大多有胸胁满、食欲不振等情况。

七、神经病证治

这里主要讲狂证（附：癫证）、痫证、神经官能症。

1. 狂证（附：癫证）

古人有“狂证易疗，癫证难医”的说法，验之，在临床上实际也确实是如此，盖“狂证多实，癫证多虚”故也。

中医对癫狂的认识和近代医学相近。癫者心情忧郁，动作缓慢，说话声音低沉，喋喋不休，重复淹滞，呆痴无伦，很少暴烈行动。狂证类似近代谓之精神分裂症，妄想、幻觉、情绪冲动、打人骂人、登高弃衣、悲伤狂笑、放荡不羁。

狂证的病因，古人认为是血瘀、气滞、痰凝蒙蔽，有用下法而愈者，有用吐法而愈者。我的经验中，凡可吐下者，一般预后良好，尤其是新得病的患者，可得速治。一般适证选桃核承气汤、大柴胡汤加减，合桂枝茯苓丸。

有一种似狂不狂，似癫不癫的病情者，殊不好治，要有耐心，适证调理得法，亦间有愈者。曾以苓桂术甘汤加朱砂、龙骨、牡蛎；大柴胡汤加龙骨、牡蛎；桂枝去芍药汤加龙骨、牡蛎试之有效，盖取“怪病当问水”也。

附例：某妇女，精神病愈后，卧床不起，仿血府逐瘀汤，以桂枝茯苓丸加麝香涮服，愈。

2. 痫证

痫证总的来讲不若狂证好治，但其中证实者亦较易。有用大柴胡汤加桂枝茯苓丸的机会；也有用五苓散合桂枝茯苓丸的机会，属痰饮瘀血者宜之。

某军人的一个小孩子，病痫，与大柴胡汤加桂枝茯苓丸取效，此属瘀血者。又某，小便不正常，一犯病则小便不禁，用五苓散愈。

3. 神经官能症

现代称神经官能症者，证情复杂怪异多变，形形色色不一而足，此处只就治验所及略述几例，实不能一一论及。

（1）无故悲泣，不思饮食，心觉堵闷者，此多属柴胡证。也有用甘缓药的机会，例如甘麦大枣汤，此并非特效方，但有一定的作用；治验中也有用甘草泻心汤的机会。总之要选适证之方。

曾治一例，并非由外因所感而悲伤，就是自己控制不住（明知道无故，但憋不住），要唱就唱，要笑就笑，如凭依状，因遍查无其他证候反应，没能奏效。

（2）自觉咽中有脔肉，咳之不出，吐之不下，精神失常，发作时辄昏晕得不得了，甚至癫仆。其实此乃自觉之物而非实有之物，乃神经症状的歇斯底里球（梅核气），以半夏厚朴汤加石膏乃治。

（3）失眠（神经衰弱）：失眠证有虚实之分，与血分、水饮有关。虚证，盗汗，宜酸枣仁汤合当归芍药散，好用。若不像酸枣仁汤证那么虚者，用安神定志之法，与当归芍药散加石菖蒲、远志、生龙骨、生牡蛎、柏子仁类，多可收效。不是虚证不宜收敛。

有因停湿、胃有水饮而失眠者，宜苓桂术甘汤加龙骨、牡蛎，即所谓“胃不和则寐不安”者是也；若胃水不多而燥，可去白术加酸枣仁（炒）。

（4）梅尼埃病：眩晕为主，不能稍动，甚者天旋地转，恶心呕吐。若恶心眩晕，不得张目，无热者，此水之所乘，宜吴茱萸汤；若停湿停水，小便不利者，宜泽泻汤与苓桂术甘汤合方；若耳鸣，起则头眩，筋惕肉瞤者，宜苓桂术甘汤加减。

（5）癔症（夜游症），屡愈于甘草泻心汤。

最后附带谈一下，据小柴胡汤四大主症之一“嘿嘿不欲饮食”观之，深悟柴胡剂有作用于神经病，对脑系有益，“嘿嘿”者，神经病也。又，茯苓、桂枝同用，对神经不定态的症状辄有效，宜注意之。

八、妇科疾病证治

本部分内容，旨在论述妊娠、产后、妇女病的一些常见疾患。

1. 妊娠

妇人怀孕后，娇富之人多有仰安胎方药以自保者，真乃陋习也，实害多而益少，不宜惕乎？倡此者不足以言医也。然有常见的几种病，也应知道。

（1）流产：有不慎劳作而引起者，有因外创而致者，有癥痼害者，宜治，当急救之，不得为陋也。

（2）癥痼害：其人平时即有血瘀证。已形成积聚、癥痼而阻碍生育，谓之“胞阻”。下血者，可以桂枝茯苓丸治之。

有瘀血而未形成“癥瘕”，或以前有半产（流产），或不慎行动而下血流产，或本有此病，妊娠诱发下血不止者，大体不离芎归胶艾汤（止血）合四君子汤，一般先兆流产的腹痛下血颇好用，不是偏虚亦可不合四君子汤。以腹痛为主的，以芎归胶艾汤合当归芍药散亦佳。

（3）妊娠恶阻（妊娠初期呕吐）：一般的恶阻呕吐都在怀孕后二

至三个月间，不治亦可自愈。特殊的呕恶甚剧，直到小儿娩出方愈，甚至不能食，深以为苦者，又不得不从规矩治之也，宜适证选半夏泻心汤、小半夏加茯苓汤，重者或以半夏干姜散，选用之。

但后世有“半夏碍胎”的说法，后世更有“产前远热，产后远寒”之论，究其实际，作为备之一鉴亦无不可，若作为执论则谬矣。中医治病讲辨证施治，“有是证则用是方”，岂可泥律而失其精神哉？且凡呕者，多有饮邪，不用半夏何以为治？

2. 产后

（1）腹痛：产后腹痛亦称“儿枕”，多属虚寒，主用当归芍药散或当归建中汤。属恶露不尽者，下文述及。

（2）恶露不尽：要在辨别虚实。

轻型者，与枳实芍药散行气即可。

大痛者，内有瘀血，与下瘀血汤，方中以䗪虫为主（有止疼作用）；适证或选桂枝茯苓丸、桃核承气汤。

隐痛不休者，恶露不尽，面白脉弱，属虚，贫血性疼痛，以当归芍药散合四逆散（心下满为其主症），或合小柴胡汤（恶心为其主症）。

夹有外邪者，四肢酸而腹痛，与当归建中汤。

（3）产后风：初期不论汗出不汗出，因津血虚，其脉浮弱，恶寒发热，以用桂枝汤机会为多。

亦有显柴胡证者，脉弦细不太虚，用柴胡桂枝汤，不可大发汗。经云：“上焦得通，津液得下，胃气因和……”

重证，若狂乱，转属阳明兼有血瘀证者，与桃核承气汤，亦可参照“热入血室”治法选方用药，也有用大柴胡汤的机会。

3. 经血不调

（1）热入血室（**编者按：**这一段可与第三章第五部分互参，

理由同前）：感冒、伤于风寒、热病，适值妇女月经初来或适断，邪乘子宫之虚而入，患热入血室，其阳明证居多，其人如狂，谵语得厉害。辄以大柴胡汤、桃核承气汤、桂枝茯苓丸、大黄牡丹皮汤等，适证选用之。

（2）一般的月经不准：无论赶前、错后，辄选柴胡剂或其合方，盖柴胡剂亦调经之有效方剂也。

例如用小柴胡汤本方；或小柴胡汤去半夏加栝楼根（不呕而渴）；或柴胡桂枝干姜汤（无力酸软，口干口渴）。上述方均合当归芍药散有效。或心胸不畅（说不出的不痛快），以四逆散合当归芍药散。视血多血少加活血、止血药。

另外柴胡剂还可取效于不孕，但主要还是以调整经期至正常而起作用。此类证情，慎不可攻，用破血药机会绝少。

（3）经闭：实证，多取四逆散与桂枝茯苓丸合方，重者合下瘀血汤，应泻下者加大黄，不可泻下者加牛膝。

顽固性的月经不至，可下者以抵当汤，不可下者以抵当丸。

虚证，常以大黄䗪虫丸颇好使。须补者可以当归芍药散与柴胡剂合方常服。大虚者用当归芍药散与四逆散、八珍汤合方。

（4）倒经：多以四逆散与桂枝茯苓丸合方，再加牛膝。有热者可适证加大黄黄连泻心汤。

综上所述，可见辨证虚实的重要性，然肥人亦可虚，瘦人亦可实也。

九、痹证的治疗

（**编者按：**本段可与第三章第一部分互参，理由同前）

痹证，后世虽有风、寒、湿痹之说，但亦只就致病外因而言，就其为证而言，实难分之。依六经八纲辨证精神，痹之为证多属表证，方剂亦多从此类取之。

1. 关节痛

一般的关节痛，每取桂枝汤加白术、附子（或茯苓、白术、附子）取效。偏于一侧的辄加大黄。

脚肿如脱，宜桂枝芍药知母汤，有时加生石膏。或只是关节红肿疼痛，所谓风湿热者亦可用之。

有类似感冒而急性发作的关节痛，初起时，以柴胡桂枝汤加生石膏。也可用此方合桂枝茯苓丸，再加生石膏。

关节痛剧，有肿者，以越婢汤加白术、附子，有时可加薏苡仁以治水气。

关节痛特别是恶风者（疼不重），以桂枝汤加黄芪；或以桂枝汤合防已茯苓汤、防已黄芪汤。

2. 腰痛（腰肌劳损）

大概都是用葛根汤原方，脉弱病久，可加白术、附子。

又经文谓之“肾着”者，身体腰腹重坠、腰以下冷痛，以苓姜术甘汤加活血药治之。

3. 肩背痛

因外邪有表证者选葛根汤；有时适证合用桂枝茯苓丸，或桂枝芍药知母汤；也有单用桂枝茯苓丸与桂枝芍药知母汤合方的机会。

身无力，有时有低热者，以柴胡桂枝干姜汤与当归芍药散合方治之。

但痹证若属于类风湿性关节炎，或严重者，的确不易治愈。

第五章　胡希恕讲座录音治疗经验摘选

资料说明：胡希恕先生的讲座录音，为胡希恕先生晚年学术思想已臻成熟、临床经验已达化境，相对完整而重要的资料。经查索现存世有讲《伤寒论》、讲《金匮要略》、讲痹证这三部分，其中很多经验对研究胡希恕先生学术思想有重要意义，特予辑出。

一、摘自《胡希恕〈伤寒论〉讲座》录音

1. 用大青龙汤治愈自己肺炎，以及用葛根汤合方治愈自己高热

“我方才讲了葛根汤。大青龙汤也是太阳病的一个发汗剂，这个方剂的适应证恶寒也特别厉害，所以在临床上若是无汗、恶寒特别厉害的这种太阳病，对这两个方证，要好好辨：如果症状没有烦躁，就用葛根汤；如果有烦躁，口舌再干，就用大青龙汤，因为大青龙汤中有石膏。这两个方证，都特别恶寒。有一年，我得肺炎，就是恶寒特别重，我给自己开的方子，当时没用大青龙汤，我用的是葛根汤加石膏，吃了这个药热退了，但第二天又发热，这么反复了两三天，最后还是吃大青龙汤好的，用大青龙汤麻黄药非多搁不可。其实要是开始就吃大青龙汤，就不会像后来发作那么重。”

编者按：在《胡希恕老中医应用大柴胡汤验案》中提及一例用葛根汤合大柴胡汤加生石膏治愈自己的高热，正可互参。

胡希恕先生 83 岁时，冬月发热 39.7℃，症见胸满、恶寒、鼻塞、苔白腻、脉浮弦，因是三阳合病，故服大柴胡汤合葛根汤加生石膏，一剂而愈。

2. 大青龙汤治小儿危重肺炎

“我的一个学生姓刘，他治一个小儿肺炎，这个小孩子简直就是不行了，西医院也治不好，他用大青龙汤一剂就救回来了。”

3. 生姜泻心汤治小儿下利，出现瞑眩

“服药后有瞑眩状态发作，病就会迅速痊愈，这在临床上也是常遇到的事情。疾病如果是病程久，或者是人身体素虚，有时就会出现这种情况。后世所说的战汗，那也是一种瞑眩状态。所谓瞑眩就是吃药中病后，有效验的一种特殊反应。我也遇到过这种事情：我给一个人吃生姜泻心汤，这本来是治下利的药，他吃完了反而下利无度，家属半夜来敲我的门，一问才知道是这种情况。我说不要紧，你回去吧，再连续吃就好了，这个药是治下利的，它不会使其更下利。来的这个人说不行，您非看看去不可。后来我就去了，正是半夜，病人是个小孩，到了那儿这个小孩子就已经好多了。后来我说把第二煎再吃了吧，他妈还不敢让他吃，我说不要紧，吃了吧，吃完了第二天就好了。”

编者按：胡希恕先生在讲到生姜泻心汤时曾特别提到：“用此方要注意一点，容易发生眩晕，本来治呕吐、下利的，吃此药后反倒吐得厉害，泻利无度，这不要怕，过后病必好。此方是半夏泻心汤减量干姜而加大量生姜，祛水气的力量相当大，半夏、干姜皆温中祛水，半夏下气祛饮。胃肠病有下利或大便溏，同时有伤食、吞酸，用此方有良效。服药后有时有这种瞑眩的情况，这是药物发挥作用而一时出现的一种特殊的有效状态。”

4. 桂枝汤速治定时发热汗出

“《伤寒论》曰：‘病人脏无它病，时发热自汗出而不愈者，此卫气不和也，先其时发汗则愈，宜桂枝汤。’病人定时发热汗出，先其时者，是说假设病人下午两点左右发热汗出，你在两点钟以前给他吃桂枝汤准好。这个我遇到很多，一个朋友的厨师，就是这个病，到时候发热，完了出一身汗，过去后像好人一样。我就给他吃这个药，吃了就好了。他高兴极了，他说我这病患了二十多年了，这回可好了。这种病，患二十多年也太长了，我头一回听说。但是在临床上定时发热汗出这种情况很多。

我在农村巡疗时，也遇到这么一个老太太，每天四至五点钟的时候，必要发热，然后出汗，出完汗之后，也不发热了，也不难受了。天天如此，也是有很长时间了。我给她开三剂药，她吃了两剂药就好了。”

编者按：运用桂枝汤治疗定时发热汗出的关键在于“先其时发汗”。

附：郝万山教授在讲《伤寒论》时，有一段录音，整理如下，可加深对这一问题的认识。

“我在北京中医药大学东直门医院（以下简称东直门医院）做住院医师的时候，有一天门诊来了一个病人，年龄 56 岁，是南方人，说一口南方话，很不容易听懂。他说，大夫，我这个病不太好治，在你们医院治了三个月了。我说你是什么表现啊？他说我每天下午一至三点钟，身上一阵热，热完了要出一身大汗，到四点钟汗就出完了，换了衣服还能够继续工作。汗要出到什么程度呢？一件棉毛衫湿透了，一件衬衣湿透了。我看他之前的病历，有养阴敛汗的治疗方法，有益气固表的治疗方法，有清里热的治疗方法，我能想到的治疗多汗的方法，前面的医生都用到了。特别是他上次看病的那个医生，给他用了敛汗固表的方法。我记得药味多，药量也大，如麻黄根 30 克，浮小麦 50 克，煅牡蛎 50 克，分心木（就是胡桃的隔膜）20 克，金樱子 30 克。我心想，这恐怕得有效。我问他，老先生你吃了这个方子怎么样啊？他说，这个方子吃了一回我不敢再吃了。我问为什么？他说上午吃完这个药以后，下午三点钟我还是热，过去我热完了，汗出完了，换了衣服还能工作，那天下午，确实不出汗了，但我热了一下午，一直到下班身上还是热，热得我心烦体躁，汗是没有出，衣服也没有换，但是我不敢再吃了。一听这话，我说老先生，既然止汗不行的话，我给你发汗。他愣住了，说，大夫，我看了这么长时间的病，没有一个大夫说要给我发汗的，发汗能行吗？他看我太年轻，对我不太信任。他说要是吃了你的药没有效果怎么办？我说吃了我的药没有效，我带你去找我的老师。他一听很高兴，他说那你给我开方吧。我开了三剂桂枝汤，那时候我不太会用这个方子，我也没有告诉病人怎么吃。

拿了三剂药之后，第三天他来了，他说大夫，吃了你的药什么感觉都没有，还是那样。我就带着他去找胡希恕先生，胡希恕先生是当年我们东直门医院特别善用经方的老前辈，那时候他不出普通的门诊，只出特殊的门诊给一些高级干部看病。我说胡老，我给您带来了一个疑难的病人，我给他用了桂枝汤想发汗，但是他说无效。介绍病情后，他就问病人，这个方子你怎么吃的？我发现这个病人吞吞吐吐地说，我早上吃一次，晚上吃一次。后来回想起来，他可能根本就没有吃我开的药，他不信任我，就等着我带他去找老大夫看病，更不相信出汗那么多还要再发汗。胡希恕先生说你的方子开得好，你怎么给他吃的？我说病人说得吞吞吐吐，我也没有说怎么吃。胡希恕先生跟病人说，你这样，每天就吃一回药，你不是下午三点钟有烘热、出汗吗？那你一点半钟左右就吃一次药，吃完之后，多喝一些热水，然后在办公室的沙发上稍稍坐一坐，穿的衣服稍稍厚一些，让自己先潮潮地出一点汗，到了两三点钟看还热得起来热不起来。我记得那时候好像是秋天。

胡希恕先生就开三剂桂枝汤让他试试，这个老先生很高兴地走了。第四天他来了，特别高兴，他说大夫，这发汗的方法还真不错，我头一天中午吃完这个药以后，喝了点水，身上潮潮地出了一点汗，根本就不用换衣服。到了三点钟该发热的时候，我就等着自己发热，结果没热起来，或者是热的劲不大，随后出的汗不多，我只把最里面的衣服换了。到了第二天，比头一天的热更轻了，我觉得衣服不换都可以了。到了第三天，根本就不用再换衣服了，这方子有效。我就说再开三剂。他说要不要再找老大夫。我说不用了，胡希恕先生很忙。我又给他开三剂桂枝汤，后来他就好长时间没有再来。过了三个月以后，我从门诊调到病房。有一天他来说，上次你带我去找胡希恕先生看了病以后，我前前后后吃了六剂药，从此以后就不再烘热不再有汗了。可是最近我又有一点汗，这个方子还能不能再用？我说可以。我再给他开桂枝汤，原方六剂。他说郝大夫，看来你们的工作经常变动，我吃完这个药以后不再复发，我就不再找你；再复发的话，不管你走到哪里，我都会找到你的。你工作调动总会有轨迹的吧，总会有人知道吧。现在三十年过去了，他没再来找我。”

5. 栀子豉汤治愈食管憩室

“一个食管憩室的病人，我给他吃栀子豉汤治好了，西医觉得很奇怪。中医就是辨证，有这种证候，就用这种药准行。开始我也不知道栀子豉汤还能治憩室，它之所以能治憩室，是因为憩室发生了心中懊侬、烦热、胸中觉得滞塞这些症状。食管方面的病，栀子豉汤证很多。这个“胸中”指当中间这一道，就是指着食管说的，不是指整个胸，如果指整个胸那是柴胡证了，这点很要紧。吃这个药也不吐（不像方后说的那样，服药后有吐的情况），我治的那个人，吃了那么多栀子豉汤，他也没吐过。他一天吃两遍，越吃越好，吃了很长时间，后来再进行食管吞钡 X 线检查就没有憩室了。”

编者按：这是胡希恕先生在讲解《伤寒论》第 77 条的内容时举的一个例子。在这里，胡希恕先生强调了栀子豉汤并非吐剂，并在后面讲第 393 条时又进一步做了说明。第 77 条的方后有“温进一服，得吐者，止后服”的文字，因之后世多以为栀子豉汤是吐剂，但临床实践证明并非如此。

6. 栀子豉汤加味治急性心包炎

“用栀子豉汤治急性心包炎，我治过，是有效果的。但我不是只用栀子豉汤，是加味。我是这么研究的，《伤寒论》第 76 条原文写的是‘心中懊侬’，不是心下，不是胃。根据这段，像心包炎这种情况，有是证即可用是方，再配合适证的药物。”

编者按：胡希恕先生在上面这两案中对“胸中”“心中”与“胸胁”“心下”等病灶位置进行了鉴别，以说明栀子豉汤根据《伤寒论》原文，对于现代医学的食管憩室、心包炎等疾病有用之的机会，对于临证很有启发意义。

7. 表实证误用补法后的救逆

“表实证非攻表不可，不能用补药，这个我亲身遇到过。这是很多年前的事了，也是个挺有名的医生，遇到一个咱们现在说就是温病的人，那人热得很，他给人吃的就是银翘散这类的药，同时加鲜生地黄。北京的医生早先有个陋习，爱用鲜生地黄这味药，说是解热。那个不行，它是补药啊，是一种强壮性的寒性解热药，表实证的时候用它就不行。就这味生地黄，他用得相当重，我记得用了八钱吧。后来这个病人还是我给看好的。所以这个表实证，要攻表，补药是用不得的。”

8. 结胸证误诊手术致死见闻一则

“对这个结胸证，从仲景书的用药即可看出来，它不但有热实，而且有水，就是水热结合到一起的这么一种病。在临床上，这个病很少见，但是我确实见到过，这个病凶得很，我们讲的这条（《伤寒论》第 131 条），大陷胸丸证这个证候并不重，底下讲的很多重证，重得不得了。我见过一个病人得这种病，他一定要住院，等我到医院去看他时人已死了，我不必说哪家医院了。医院的医生给他诊断错了，一看他疼成那个样子，从心下到肚脐硬如石，认为里头长东西了。这是在中华人民共和国成立以前了，旧社会的小医院，给人家剖腹，剖完人就撂下了（去世了）。所以结胸证是容易死人的。”

9. 用麻黄杏仁甘草石膏汤治儿子疹回无汗喘昏

“麻黄杏仁甘草石膏汤在肺炎初期可用，但不能频繁用，要符合汗出而喘这种情况才可用，没有汗也可用，但仍要辨证，此证小儿多见。那年我儿子出疹子，我不在家，他奶奶给他吃牛黄丸，那药太凉了，我回来的时候他的疹子已经回了，喘而无汗，脸红，昏迷不醒，很危险。当时他舅舅正学医，他来开了方子，我不同意，全是一些解表、祛热、解毒类的套方。我说这不行吧，跟他舅舅商量，我说就吃麻黄杏仁甘草石膏汤，石膏少用点，麻黄多用一点，他吃完后脑袋慢慢见汗了，就吃这个，后来没再吃药就好了。他那病也是并发肺炎，好了之后，他舅舅说，没有汗用这个行吗？我说没关系，石膏清热不一定要见有汗。这是我刚开始给人家开方子，还是给我儿子，那时我才二十六七岁，我的孩子四岁。”

10. 大柴胡汤加石膏治急性痢疾

“我还记得，那一年我来北京，私人诊所开业，诊所就在大街上，有一个学生跟着我学习。有一次我出诊了，回来问他有病人没有？他说有呀。我问是什么病？他说一个闹痢疾的病人。我说你开方子了吗？他说我开了，开的大柴胡汤加石膏。我不放心，我说带我去看看吧。他带着我就去了，这个病人家离我家不远。我们到那儿时这个病人正在厕所里，他出来后我问怎么样？他说挺好，现在肚子也不疼了，也不发热了，大便也渐止了……所以这个方子很好，痢疾用柴胡剂的机会很多，尤其是大柴胡汤。

痢疾这个病，开始时没有用补法，这个大柴胡汤的泻下作用也不大，现在我们用大黄可以用到 10 克。我自己闹痢疾也吃这个药，一泻就好，这个病来时挺厉害，多有发高热。”

11. 小柴胡汤加石膏治噤口痢

“假如病人患痢疾伴发热、呕吐、下利，什么也不能吃，心下不痞，不是太拒按，这个呕吐不好，这是噤口痢。一般用小柴胡汤加石膏就可以。这个痢疾死亡率比较高。我用这个方子治过这种痢疾，这个人现在还活着，他的弟弟前天还上我家串门来了。

前门外观音寺胡同口儿，有个天得和利布店，这个商人姓周。他得的这病就是所谓的噤口痢，发高热，吃东西就吐，而下利如注，下的东西像红血汤，即所谓的赤痢，频繁如厕，小便尚可，就是特别黄。他就吃点西瓜才觉得好，这就是里热太重，属于潮热这一类的病。按他肚子稀软，里头没有属于胃家实的现象。我反复地想，有里急后重，呕得又这么厉害，所以不敢给他吃泻药，下利呕多者吃泻药有危险。我就给他开小柴胡汤加石膏，连续吃了七剂药，一味药都没有增减就好了。我当初给他用这个药时，有位大夫也跟他认识，主张吃承气汤，他看我这方子说应该用大黄啊，我没给病人用，这种痢疾不能下，是禁用大黄的。这个方子不光我用，还有其他好多大夫也用，尤其是小儿痢疾多现此方证。”

12. 白虎加人参汤证误治致死

“有一个山东人，女的，姓马，患糖尿病，主要用白虎增液汤加人参之类治疗，很快就控制住了。这个病人家里穷，住在我学生家，后来感冒了，流感，住院打针但发热不退，又吃阿司匹林等发汗，一吃热退，今天退明天就又热起来，就又发汗，反复治疗一个多月。后来我那个学生去医院看她，人已经不行了。他跟我说坏了，她得感冒住医院了，老治不好。也请了别的大夫，后来叫我去看，我是私人诊所开业的，在大医院受歧视，开始我说不去，后来去了。我去一看，是不行了，此人骨瘦如柴，穿袜子那腿就像根棍子似的，瘦得没形了，这就是反复发汗的结果。之前请的那个中医，也是个好大夫，开的方子是四逆汤：附子、干姜、甘草。病人脉浮而无力，虚数无度，还是发热。我也没吱声，跟我学生出来我说，没有方子可再治疗了，现在就一个法子，也不见得能救其命，但可能会使其好一点，用大剂量的白虎加人参汤，起码用西洋参一两，大量人参，大量石膏。我的学生说她太穷了，要是好不了就不治了。后来她很快就死了，这就是给治死的。像这种流感，开始发热，就用小柴胡汤加石膏效果非常好，就不会有这种情形。一发汗，体温当时散一散，过后还发热，就要仔细辨证，改变治法。古人用汗法不会反复发汗的，所以用麻黄汤之后表不解，就要改用桂枝汤，变更一下发汗的方法，桂枝汤解肌，不是大发汗药。这个人后来就是白虎加人参汤证，光发热还不要紧，人就怕汗出太多，脱水，这津液脱到相当厉害的程度，再不知道正确的治疗方法，就容易造成死亡。

我还见过一个拉车的人，他在外边拉了一天车，就得了所谓的‘中暍’，就是上面这种情况一点没错，回来的时候他热得不得了，汗出太多了，他吃面条，用凉水把面投得凉凉的，又带两罐啤酒回来，把那啤酒也喝了，那碗冰凉的面条也吃了，吃完就死了。旧社会这样的情形很多，拉车的人汗出太多就脱水而死。所以用白虎加人参汤是大有道理。”

编者按：《伤寒论》曰：“太阳病，发热而渴，不恶寒者，为温病。若发汗已，身灼热者，名风温……一逆尚引日，再逆促命期。”后世医家每“以经释论”，不能很好领会仲景辨证的精神，很多人错用发汗重剂来治温病，明清时期温病学的迅速发展便与此有很直接的关系。前例中胡希恕先生提出了如果病初起用小柴胡汤加石膏就可能不会出现这样的结局，很值得后学者思考。

13. 大承气汤治痢疾

“在咱们学院我有一个老朋友叫陈慎吾，当年他的母亲得痢疾，经一两个月的治疗，这个痢疾老不好，后来他找我给他母亲看。老太太说胡话，舌苔非常黄而且干，脉偏迟，下重得很，我一看就是大承气汤证，但是这老太太 70 多岁了，我也不敢贸然用，我让他儿子按按她的肚子，一上手她就嗷嗷叫唤，明显的拒按，不只是心下坚满，也疼。我说没问题，吃大承气汤，虽然是猛药，但你给她少量服、频服，你注意观察啊，为自己的妈妈，你这一宿没得觉睡了。他一会给她吃点，一会给她吃点，就这样开始她也不泻，全剂吃完了才泻。我第二天去，南方人有恭桶，就听当当当三响，泻的什么？竟是干大便，都那个样子了。泻完了就好了。

所以在临床上遇到这种病要注意腹诊，心下痞硬也有实有虚，真正的实证用大承气汤。注家都没这么讲，其实在阳明病篇里是讲了的。后世注家都说承气汤泻腑不泻心下，这是错误的。这种病人一方面泻肚，一方面胃里头凝固起来了，结实了，这就是‘胃家实’，说明这个病来得相当猛，要不加以急治，危险得很，容易给人耽误，应该急下之，宜大承气汤，没有什么可以疑虑的。”

编者按：此例也属《伤寒论》阳明急下证。察老年痢疾经治月余不愈又见神昏谵语，胡希恕先生能一剂取得奇效，一来是辨证极准，二来是胆大心细，更注重腹诊，并每于使用猛剂时很注重服药方法，极有法度，堪为我辈之榜样。

14. 大柴胡汤合桂枝茯苓丸加石膏治妇人热入血室

“我的一个朋友徐又忱，他的爱人叫徐秀珍，感冒时来例假，热入血室，病很重都不认识人了，她管她丈夫都叫小鬼。我给她看时已病了十多天了，已经起不来了，也不让我给她看病，给她切脉她叫唤有鬼，后来按着胳膊，我才能摸摸脉，脉快得很，还多少有点浮，我给她开了个方子就走了。事情也巧，当时我闹眼睛，我借的一副茶镜落在他那儿了，吃完午饭我就赶紧上他家去取眼镜。我一进屋子，他正在那儿煎药呢，闻那药味是一股当归味，不是我开的那方子，我心里就明白了。我就问他这不是我那药吧？他就告诉我说，她的姨娘来了，这人就要死了，不告诉她姨娘，多不好哇，她在北京就她姨娘一个亲人。她姨娘来了问请大夫没？我说请了朋友。她不愿意了，说朋友不花钱是不？她姨娘就给她找了个大夫，大概他那药里就有当归。他说完我就笑了，我说他用的这个药可是补药，现在除了我开的方子的治法没有别的法子，你不信我就算了，信不信由你。正这么说呢，他父亲在里屋，就过来了，他父亲挺明白，说这胡大夫给我们看病不是一次了，每次都挺好的，而且我听他这话也是绝对有理的。后来他就把正熬的那个药倒了，把我那剂药给煎了，我就用的大柴胡汤合桂枝茯苓丸加石膏，吃完就好了。这种病很多，她那是属于病情危重的。这个病也得用祛瘀药，比较好。刺期门也行。”

编者按：《胡希恕病位类方解》及《胡希恕越辨越明释伤寒》中也说到“精神病的患者很多属于血瘀证，尝以本方（桃核承气汤）或桂枝茯苓丸合用大柴胡汤治愈多矣。本方治狂不治癫，读者可试之”。

15. 大柴胡汤加石膏治顽固不明原因高热

“根据这条（《伤寒论》第257条）我治了很多高热久久不愈的病，太多了，上次讲柴胡剂时也讲到这个问题。其中有一个老先生五十多天高热，40℃上下，老是这样。在北京某大医院，西医的这些法子都用了也不好。后来他们把一些大医院的专家都请去了，我也去了。一会诊，被认定是癌，把这个老先生可吓坏了，这个老先生是一个老专家，一听是癌能不害怕？我是最后看的，因为那个主治大夫是我一个朋友的孩子，有病人时他经常找我。最后他到我家去，说这个癌呢现在也查不出癌细胞，这个人脖子上有一个小包，他给其开刀做了切片也不是癌，就是个淋巴结。我当时就说这就是感冒，后来我给他吃大柴胡汤加石膏，发热五十多天这么久，大概吃了三剂药，一剂药热就开始退了，另二剂他也接着吃了，后来他又住了一个礼拜就出院了。到现在我还常见他，最后诊断他也没有癌。我用这个就是根据这一条‘虽脉浮数者，可下之’，这个病证舌苔绝对黄，都有胸胁满、恶心、不能吃东西，或心下满、拒按、大便干等情形。

这个病太多，我在东直门医院出门诊时，有一个曾在中国人民解放军总医院（301 医院）住院的老首长，他也是一个月高热没退，后来他生气了，搬出来了，他的一个外甥来找我，他也是吃一剂药就好了。这个病好治，可是若一见脉浮数，还当成是表证来治就不对了。”

编者按：胡希恕先生根据宋本《伤寒论》第 257 条“病人无表里证，发热七八日，虽脉浮数者，可下之”之句，悟出“流感或重感冒，发汗表解后，仍高热不退，脉浮数而大便偏干者，多宜下之，尤以小柴胡汤加大黄、石膏和大柴胡汤加石膏为宜。此证颇多，下之即愈”。“虽脉浮数者，可下之”的原因，盖此处之浮脉不主表乃主热也。《胡希恕讲仲景脉学》中有详细的分析，可参。

16. 大柴胡汤加石膏合桂枝茯苓丸治剧烈头痛

“我在临床上经常用这个方子（小柴胡汤加石膏）。治头痛有时也用这个，一般的病毒性感冒就有这个情形，就像流行性乙型脑炎（乙脑）导致的头痛，如果这种情况现柴胡证，用小柴胡汤加石膏是极有验的，我治过很多很多类似的病人。如果现大柴胡汤证，舌苔黄，就用大柴胡汤加石膏。所以柴胡证的头痛是挺常见的。

有一个脑肿瘤病人，经常头痛，开刀后发现肿瘤是骨质的，不能动手术，肿瘤如棋子大，用针头都刺不进去，只得又缝上了。后来他找我看，我也是用此方，用大柴胡汤加石膏合桂枝茯苓丸，现在他还很好地活着。所以头痛现柴胡证的病人很多，各种各样，但是必有发热，或是有热象才能用。”

“还有一个病人，是我的亲戚，他是个工程师，平时他不信中医，更不喜欢吃中药。开始他是感冒发热，在北京协和医院住院，吃了些西药，热比较轻了，可是头痛如裂，那个时候他才30多岁，是一个壮小伙子，脑袋疼得直哭。医生要给他抽骨髓，他不干了，没办法了才来找我。当时他的情形是脉弦数，胸胁满，心烦，口舌干，头痛难忍，这也是我们方才讲的小柴胡汤加石膏的适应证，这种情况也挺多的。他吃完药好了，后来有病也找我了，他也信中医了。”

17. 大承气汤治自身瘟疫神昏腹痛

“我得过这个病，这是四十年前的事了，所以对这个病我最有体会。睡觉中我就感觉眩晕，整个身体如同悬起来，像做梦一样，我以为是在做梦，可是难受得很。我醒了后肚子疼，我就往厕所跑，那会儿厕所都在外头，我跑出去就回不来了，是孩子把我弄回来的。所排泄的东西就是那个‘自利清水，色纯清’，气味难闻得很，我回来就人事不知了。这个病凶得很，这一宿我差点死了，后来家里人找了一个西医，给我急救，打了一针。第二天我轻松了一点，并没感觉多么发热，就是嗓子干得厉害，肚子疼，我想这就是大承气汤证，但我不是单用大承气汤，还合用了调胃承气汤（即在大承气汤中加了甘草），我吃了病就好了。古人管这种病叫瘟疫，这个与少阴病无关，它不是从少阴病那来的，可是病情反应像少阴病，脉不是那么急躁，而且人困倦，按现在的说法我当时就是休克了，医生给我打针我一点都不知道。你们看看吴又可的《瘟疫论》，这个病一来就从里，反映出里证。所以实证如果现出虚衰的证候是很不好的。”

18. 白矾汤治霍乱得速效

“我就用这个治过病，白矾这个药非常好。真正的霍乱拉的东西是什么样呢？不是一般的屎，看不到粪便，就是红水汤啊！病人没完没了地拉，要不这人怎么渴呢？我曾用白矾治过这个病，白矾这个东西它起一个收敛固脱的作用，味是又苦又酸，可是有这个病的人喝下去反倒不觉得那么酸苦。当时用这个药也是因为没办法了。日伪时期，因为我病了，打算在老家开个小药铺养老算了。在北京我认识一个姓马的大夫，他以前在华北国医学院上学，来北京考取的执业医师资格证，他直跟我说，您老把我带去吧，我在这也搞不出饭来吃，我就带他回沈阳了。那时自己开业很困难，病人很少，又一时找不到合适的房子，他也没有工作，就在我家楼下临时住着。有一天他招呼我说：不好，我得霍乱了！那阵在沈阳闹霍乱闹得最厉害，他不敢声张，一声张这一家人就被隔离了。当时是一两点钟的时候，从外面买药也来不及了，市面上又不太平，怎么办呢？我就去厨房，问有没有白矾？我家人说有，我就弄了一大块白矾，给他沏了一大碗浓浓的汤，我说你喝吧，他就喝了，他喝完了就好了。你看这个东西，白矾这个药，它的治疗效果我是有亲身体会的。”

编者按：在《中国百年百名中医临床家丛书·胡希恕》的“下利”部分也提及胡希恕先生曾讲过伏龙肝、白矾治霍乱有卓效，引录于下：

“胡希恕先生用经方治疗急慢性下利皆有丰富经验，即使对霍乱也治愈不少，曾讲过用伏龙肝、白矾治疗有卓效。给服白矾水其觉甜，可徐徐饮之，待觉涩则止后服，可止泻、防止脱水。”

19. 治伤寒食复

“《伤寒论》第 394 条曰：‘伤寒差以后更发热，小柴胡汤主之。脉浮者，以汗解之；脉沉实者，以下解之。’这个伤寒不是指太阳伤寒，指的是大病伤寒。病人好了以后，由于不善摄生，或过劳，或饮食不当，其病容易复发，而因饮食不当引起的疾病复发最厉害。伤寒病我得过，也有过这种‘更发热’，也是因饮食不当引起的。所以病人即使觉得饿也得少吃点，吃多了病就会复发。食复病没有明显的表里证候，就是病人觉得手、脚、脸发热，这用小柴胡汤最好。如果病人有脉浮，就是外感了，根据外感的情况该用什么药就用什么药，以汗法解之。如果病人有脉沉，为在里，这是食劳，可以用适证方剂来泻下。一般泻下用大柴胡汤的机会多，用承气汤的机会很少。可见这个柴胡汤的应用是非常广的：即不关系表证和里证，而有发热的阳性证，这都属于少阳病，半表半里证大概都属柴胡证。”

编者按：伤寒大病初愈，人的消化机能还没有完全恢复，胃很弱，饮食不节、休息不当，容易使病复发，尤其是食复更易见。所以我们应根据病证表现而灵活处置：如胡希恕先生本人患伤寒后食复发热，没有明显的表里证候，就是这个人觉得手、脚、脸发热，用小柴胡汤有效。而对于证转属阳明者，则有用到大柴胡汤或栀子大黄汤的机会，《经方传真：胡希恕经方理论与实践》有用栀子大黄汤治愈食复一案可供参考：

陈老的老母亲，90 岁。外感发热，发汗后热更甚，他医视其年迈气虚以小建中汤甘温除热，热益盛。诊其脉弦细数，苔白而干，与小柴胡汤加石膏一剂，热退。第三天因过食厚味而复高热，心烦，口渴，腹胀，大便干，苔白而干，脉细数。此证为阳明余热与新邪相加，属栀子大黄汤的适应证：淡豆豉 18 克，大黄 6 克，枳实 10 克，栀子 10 克。结果：上药服一剂而愈，嘱慎饮食，未再复发。

20. 越婢汤治愈眼睑肿

“《金匮要略·水气病脉证并治第十四》说：‘腰以下肿，当利小便，腰以上肿，当发汗乃愈。’我在门诊治疗过一个小姑娘，她就是眼睑肿，我给她吃越婢汤，现在她还挺好。”

21. 用桂枝加桂汤及茯苓桂枝甘草大枣汤治奔豚病

“某名医，遇到一个病人，是这个奔豚病，我说用桂枝加桂汤，他这么用把病人治好了。下回他又遇到一个类似的病人，又用桂枝加桂汤，他就问我，这回怎么不好使了呢？我说你真是的，上回那个病人是在表证的基础上，有气上冲，由于气上冲而引起的这种神经证候，所以适用桂枝加桂汤。要不是气上冲引起的，要用气上冲夹水上冲的适证方，那就是茯苓桂枝甘草大枣汤呀。”

编者按：在《胡希恕讲金匮要略》一书中，胡希恕先生提到这个例子时，还说：“选定一个方子治病，如果它不是这个方子所适应的证候就不行。奔豚病很简单，可是这种病以什么证情出现，这个书说得还是蛮不够。”治奔豚还有选用别的方子的机会，这两案清楚地说明了“观其脉证，知犯何逆，随证治之”才是仲景经方医学的灵魂，落实到辨方证才是真正提高疗效的关键。

22. 小柴胡汤加石膏治疗小儿肺炎

“这个小柴胡汤加石膏有一些特殊的作用，我们遇到的腮腺炎、耳上下肿、淋巴结肿、妇人乳腺炎（就是奶肿），它都能治，只要没到化脓的程度，用它都有速效。再有就是用它治疗小儿肺炎，此类病人我用它治的最多。小儿肺炎多现小柴胡汤证，用小柴胡汤加石膏最合适不过，非常好使。我方才讲麻黄杏仁甘草石膏汤，这是个发汗药，它有治肺炎的机会，但不可把它当成治肺炎的专方。麻黄这味药发汗，用过它之后证候发生了变化就不能再用。用麻黄杏仁甘草石膏汤之后，多发生小柴胡汤加石膏证，这个我治过很多了。小儿，甚至没满月的小孩子，我都治过。把药煎好后用奶瓶给小孩子频服，别一下子都给他吃了，起效也非常快。我记得有个学生叫刘玉竹，他的小孩子得肺炎，因为他是咱们这儿（东直门医院）的毕业生，所以找我给他孩子看，我就给他孩子吃这药，很快就好，这之前吃麻黄杏仁甘草石膏汤，越吃越不行。”

“还有一个小孩也是得肺炎。这是中国人民解放军空军总医院的病人，我去会诊。这个孩子的姓我是不记得了，只记得那孩子年龄是七八岁。管他的那个中医大夫是我的学生，晚上十点钟，他来找我。我都要睡觉了，所以心里有些腻烦，就想推诿一下，我说这时候你怎么来找我会诊？他说您不知道，这个病特别重，西医提出来把这个病人让中医治，中医给他吃药也越吃越热，院长害怕了，说还没请专家会诊呢，起码也得请中医会诊呀，所以叫我来请您去会诊，本来我想明天来请您，院长说别等明天了，今天去吧，我就来了。他跟我说这情景，抹不开面子，我就去了。到那儿一看，这个孩子在我治过的肺炎病人里病情是最重的，那孩子眼不睁、口不开，光昏迷就四天了，人事不省，吃什么都滴水不入，就像个死孩子一样。我看他吃过的方子，就是麻黄杏仁甘草石膏汤这些药。我听他的呼吸，‘嘶啦嘶啦’的嘶鸣，就是痰鸣呀。我说他都这样子了你怎么还给他吃发汗药呢？当时我也是用小柴胡汤加石膏，石膏用了四两，这是我用石膏用得最多的时候，小柴胡汤还是照原方这么用。我告诉他，别一次让他都吃下去，这一宿频服把这一剂药吃完。他说那得灌了，孩子不会吃药了，就拿调羹一点点往里头灌。我说你别一回给他灌多了，这一宿两煎吃净，我看这个病人危险。他就是这么给他用的。后来有一两个月了，他也没给我信，我想这孩子可能已经死了。后来他又找我会诊，是治其他病，那阵我大概每个礼拜都要去中国人民解放军空军总医院，那回去时我还想着那个孩子呢，我说那个孩子你好久没说了，他是不是死了？他说你放心，那个孩子可好了，就吃那个药，他逐渐地好起来了，我也没改方子，老是按你这个治法一直治疗到他出院，他好得倒是挺快。这在我治过的肺炎中，是最重的了。”

“还有一个人得肺炎，他不是小孩子是成年人。咱们学院有个同学叫吴国平，他在咱们这儿（东直门医院）住院，是得了肺炎，我给他看的时候他得病有三四天了，他盖条毛巾被，身热汗出，那真是蒸蒸发热，胸胁满，干呕，我就给他开小柴胡汤加石膏。当时我旁边有一个老大夫说，这个不行，我给他用过这个药了。我说你怎么用的？他是柴胡开了四钱，四钱才 12 克，石膏用了一两半。我说他发热这么厉害，你那么用哪行呀，不是你开的药错了，是剂量不对。当时我给他开这个石膏的量不是三两就是二两，柴胡开了 24 克，他吃药后很快就出院了。所以治病呀，剂量不对头也不行。”

编者按：从这几个病例中，可以看出胡希恕先生对于药物剂量的把握极有分寸，一般的病开药剂量都普通，遇到大证，该用大剂量就得用大剂量。

23. 大柴胡汤加芒硝、石膏一剂治愈中毒性痢疾

“大柴胡汤加芒硝，就是大柴胡汤与调胃承气汤的合方去掉甘

草。我们说的这个痢疾，有用承气汤的机会。我自己的孩子得中毒性痢疾，我就用这个方子加减，大柴胡汤加芒硝，我又加石膏，因为她高热得厉害，口干舌燥，这个挺好使。发潮热，再现柴胡证，用这个就对了。不过它没有大柴胡汤加石膏应用的机会多。”

24. 大柴胡汤合大黄牡丹皮汤治小儿急性胆囊炎得速效

“阑尾炎单独用大黄牡丹皮汤的机会少，合用大柴胡汤的机会多。临床上遇到呕恶、胸胁满、不吃东西，这是最普通的柴胡证，你要是合用大黄牡丹皮汤，是非常有效的，这个我治过的例子也很多很多。大柴胡汤和大黄牡丹皮汤的合方不但治阑尾炎，也治胆囊炎、胰腺炎，我都试验过。我方才说叫小明的那个小孩子，得的就是这个胆囊炎，他那个胆囊肿得手能摸到，挺厉害，就吃这个药好的，快得很，这个药在该病急性发作时最好使。疼得那样剧烈，尤其是胸胁这个部位胀气，显得胸胁满、胸胁痛，这都是柴胡证。”

25. 大柴胡汤合大黄牡丹皮汤治胰腺不明肿物

“我有一个外甥，他的胰腺这儿长了一个东西，现在也没确定是癌变物还是其他的囊肿。据医生说是发生了癌变，但是他患这个病已经近一年了。我就给他吃这个药，疼痛早消失了，这个肿也消了很多，从吃药后的结果看恐怕不像是癌。”

26. 小柴胡汤加石膏治感冒高热

“有一个人，感冒发高热，经过注射、吃其他药治疗，表解了，就是热不退。他得病没有几天，他的舅舅来看他，他的舅舅也会治病，但是治后他还是热不退。后来他们找我会诊，我把他这个脉，就是浮细数。他还有发热头痛，呕不能食，这就是小柴胡汤加石膏证，所以就吃这个药，吃了就好。像这情况大概吃一二剂就会好，这个病比较轻。”

27. 十枣汤改良剂型治疗胸水、腹水

“十枣汤这个方子我也常用，它不但治悬饮这类病，而且凡是胸水它都能治。甚至有时也用它来治腹水，真正的实证的腹水也可以用它。但不要照原方后说的服法用。我用这个大枣最少用250克，有时用500克，煮这么大量的枣得用大砂锅。先煮大枣，煮得稀烂，把枣皮和枣核挑出来不要，只汤和枣肉在里头，那个枣不要有虫子的坏枣，所以要好好挑挑。芫花、甘遂、大戟要汤剂不要粉剂，我都用二至三钱，用量好像挺重，其实没多大关系，把这几味药搁到枣汤里煮，煮得差不多了，把药渣捞出来，就喝这个枣汤，吃枣肉。要让病人少吃，一下子吃多了那可泻得不得了！一会儿吃一点儿，一会儿吃一点儿，开始泻下了，就暂停不要再吃。要注意观察，掌握分寸，必须得多加小心，古人在这上头是特别注意的。我治好过很多这类病人，悬饮的饮在上头，所以尤其对胸水，十枣汤最好使，相当保险，你们可以这么用。心里没底的大夫可以三味药各搁二钱，不过这枣必须得多搁，没枣可不行，我就是这样来用这个汤剂的，胸水、腹水我都这么用，这个非常好用。肝炎腹水我也这么用，太顽固的腹水、一般药治不好的腹水就用这个，我这么用对病人没伤害，吃来吃去，他这个肚皮发皱纹了，一发皱纹就要好了。大戟、芫花、甘遂本来是毒药，但是因为大量用枣所以没问题的。”

28. 偏头疼多显吴茱萸汤证

“再一个是偏头疼，尤其是幼儿偏头疼，大约是显吴茱萸汤证的为多。”

编者按：虽然胡希恕先生在此没有举具体的例子，可是胡希恕先生曾讲过，这种治验很多。这样的资料我们也尽量收录于此，有助于了解胡希恕先生的辨证思维。以下同。

29. 小柴胡汤与葛根汤合方治小儿感冒、哮喘

“葛根汤证与小柴胡汤证常常是并发的，尤其是多见于小孩子的感冒。病起表证很轻，同时有半表半里证，胸胁满，呕吐，有时甚至有下利，如果有这种情况，就把治表证、半表半里证的方子一起用，是不会错的。小柴胡汤与葛根汤合方，不但我常用，我有一个学生他也常用。研究这个合方也有引申的意思：有小柴胡汤与葛根汤的合方，也有柴胡汤与桂枝汤的合方，也有柴胡汤与麻黄杏仁甘草石膏汤的合方，都可以。根据证候，在临床上常这么用。

葛根汤与小柴胡汤合方用，比单纯发汗好得多。尤其是临床上的这个哮喘，病人以前固然是有这个喘根，但如果再经过感冒诱发，就把原来的喘勾起来了，同时也现柴胡证，你就用葛根汤合小柴胡汤，非常好使，这样的病例挺多。”

编者按：《伤寒论》明言，单纯的少阳病禁汗、吐、下，只有和解一法，但若有太阳少阳合病或少阳阳明合病，则用合方两解之法，在和解的基础上兼用汗法或下法则是可以的。

30. 苦酒汤治咽痛、声音嘶哑

“半夏有毒，不当散服，这是指生半夏。现在卖的半夏都是制半夏，有姜制的，也有矾制的，用姜制是最好的，与生半夏的功效差不多，但是毒性没有那么大了。以前我遇到咽痛的病人都出这些方子。我们要是治咽痛，前面那两个小方子是常用的（指《伤寒论》第 311 条的甘草汤和桔梗汤）。咽痛生疮用苦酒汤，这个我试验过，就是咽痛，声不出，苦酒汤对此的确有效。《伤寒论》第 313 条的半夏散及汤我没用过，但是咽痛以这两个方证为最重。”

编者按：在《经方传真：胡希恕经方理论与实践》中记载有苦酒汤的经验用法，可资参考：

本方常用于治疗外感后或多语而致声音嘶哑。煎药可改用铝勺、砂锅（更好），先用适量米醋煎半夏15克约5分钟，然后加入等量鸡蛋清，看鸡蛋清变白浊即离火，放瓷碗中，放冷，频频抿服，治愈尤多。

31. 白虎加人参汤（或合五苓散）可治霍乱

“霍乱有时候也现真正的虚寒证，那得用理中汤。一般到不了这种程度，还是以热证为多，这个时候有用白虎加人参汤的机会；也有用白虎加人参汤合五苓散的机会，五苓散用散剂。这我都用过。霍乱出现单独的五苓散证或理中汤证，比较少见。但是这个方法是对的。”

编者按：《伤寒论》中提到的“霍乱”，是指“霍然而乱”的一种证，指骤然而发的上吐下泻，容易造成体液的迅速丧失。也有多种为证表现，均当辨证施治。这与前面所说的有急性传染性的霍乱疫病是不同的。

32. 小柴胡汤加芍药可治小儿痢疾腹痛甚者

“我们遇到这种下利，就是痢疾，若有柴胡证，而腹痛厉害的话，可以用小柴胡汤加芍药，没柴胡证不能这么用，这个方证在小儿痢疾中比较多见。这也很奇怪，小儿病显小柴胡汤证多得很，这让我说道理我也没法说，客观事实是这样，成年人也有这种情况。我们治痢疾，开始要多攻少补，尤其是有呕的病人，不能单吃泻药，所以《伤寒论》曰：‘伤寒呕多，虽有阳明证，不可攻下。’这时候大概用小柴胡汤是没问题的，你用大柴胡汤也没问题。它们不像承气汤攻下那么猛。”

33. 小柴胡汤加橘皮治百日咳

“这个方子常治小孩子干咳，没有痰，干咳嗽，所以小儿百日咳，有用它的机会，这个我也试验过。把方中的大枣增量，小柴胡汤中大枣是四个，你可以增量至七八个，再加橘皮。患百日咳的小孩子，咳嗽的时候，伴有吐或哕逆，所以要加大量橘皮，这样就挺好使。”

34. 至宝丹、白虎加人参汤、小柴胡汤加石膏治神昏、耳聋案

“昔年曾亲见此证，略述始末以供参考。钱商黄梁，患伤寒久治不愈，邀余往诊。患者神昏不语，如醉如痴，饮食二便均不知，苔白厚失润，脉细数。余视其服过的方药，虽有辛温辛凉之差，但多属发汗类，知为虚热重证。因与至宝丹，先治沉昏，服后稍瘥，已开目视人，余症如前。改与白虎加人参汤，神志遂有好转，但仍不欲饮食，食即欲呕。又改与小柴胡汤加石膏，诸症均好转，但其人仍如痴呆，问话不知答，此时乃知耳聋无闻也。因续服前药，前后月余幸得全治。”

编者按：这是胡希恕先生讲《伤寒论》第75条时，提及的一个案例。在《胡希恕讲〈温病条辨〉拾遗》中胡希恕先生曾对至宝丹评价道：“（方中）五物均是解热、解毒、镇痉、安神之品，以行气祛瘀有力之麝香为使，则无孔不入，以速其拨乱反正之功，堪称妙制。”

二、摘自《胡希恕〈金匮要略〉讲座》录音

1. 小柴胡汤加石膏治愈少阳痉病

“《金匮要略》第二篇讲痉病，这个病三阳‘经’有，三阴

‘经’不会有。致痉原因也不一样，《金匮要略》中只讲了属太阳和阳明的痉病，其实属少阳的痉病也有，我就治过。我给我的小孙女，就是用小柴胡汤加石膏治的少阳痉病。在书中就不全面说了，举一隅而反三隅，其证候显现出来什么，就用什么方子治，我们读书读到这个地方要知道这个意思。所以它叫‘要略’，《金匮要略》，非常简约，而且话也说得不那么详细，但我们研究过《伤寒论》，掌握了全书的辨证精神，在这里就能明白。书上虽然只举了三个方子，在表的柔痉用栝楼桂枝汤，在表的刚痉用葛根汤，在里的痉只是提出一个‘可与大承气汤’，但这里头概括的内容就很广了，当然也有半表半里。有没有大柴胡汤啊？也可能有，就是要‘因证而施’。但绝没有阴寒证，阴寒证不会痉。”

编者按：胡希恕先生在讲话中提到“三阳经”“三阴经”，这是胡希恕先生随了通常说法的口语。应注意在胡希恕先生的思想理论中，“经”字并不代表针灸理论中的经络，而是指仲景书中的六经辨证。

2. 甘草泻心汤治典型狐惑病

“这个病，初得也是状如伤寒、嘿嘿不欲饮食、恶心等，类似小柴胡汤证，这个方子也类似小柴胡汤，可是它没有柴胡，因为没有那么大的热。我遇到过一个女病人，证候跟论中所述一点儿不错（《金匮要略》第三篇第 10 条），她一开始得这个病的时候像患重感冒。那还是我在前门外住的时候，我就给她吃甘草泻心汤，她吃完就好了。后来我在临床遇到的口腔溃疡，用这个方子也好使。这个病有时候偏于有热，口咽较干，可以加石膏；有时候烦得厉害，可以加生地黄。我用这种方法治这种病，还没遇见过治不好的。”

3. 甘草泻心汤合苦参汤治愈白塞氏病

“到这里，我把狐惑病讲完了。我们从头想一想，狐惑病是很容易辨明的，也就是中医叫关口的地方，即孔窍之处，上面有口腔、咽喉、眼睛，下面有前后阴，这些孔窍的黏膜发炎了。这就是白塞氏综合征（即白塞氏病），这是西医的说法。据我们古人的说法，狐惑病颇似白塞氏综合征，虽然不是这种叫法，但是白塞氏综合征把它概括进里头了。就算不是白塞氏综合征，真正的口腔溃疡，前后阴的溃疡，用这种法子，也很适合，这些我都试验过。”

编者按：胡希恕先生曾以甘草泻心汤内服，合苦参汤外用治愈白塞氏综合征，这在《经方传真：胡希恕经方理论与实践》《中国百年百名中医临床家丛书 · 胡希恕》《胡希恕病位类方解》中皆有相同记载。下面一例是胡希恕先生自己记录的，转录如下：

1970年夏，余方从河南归来，吕院长诉，有一解放军同志（女）曾几次来院，说数年前曾患白塞氏综合征，经余治愈，近日于意大利病又复发，特回国找余诊治。乍听之下，不禁愕然。不久患者果然前来，但事隔多年，余已不复记忆，经过一番问答，乃知数年前，她曾以口腔溃疡来门诊治疗。近在意大利经西医确诊为贝赫切特综合征（即白塞氏病），口腔及前阴俱有蚀疮，与服甘草泻心汤加石膏，另与苦参汤嘱其熏洗下阴，不久均治。

4. 甘草泻心汤治愈痔疮术后肿痛出血

“我的一个侄子，肛门老出血，他患的是痔疮，而且相当厉害。他来西城医院做手术，手术后，那地方肿痛，淌血。我就给他吃这个药（甘草泻心汤），他吃了就好，这个药真的好。所以说不是非得是狐惑病才用这个药，有这种情况，尽管用。像其他的溃疡，如口腔溃疡，我们用甘草泻心汤，也屡试屡验。”

5. 甘草泻心汤治愈小孩子口腔溃疡

“这口腔溃疡跟甘草泻心汤有什么关系？但它们就是有关系，这个我治过好多了。以前我私人诊所开业，有人请我去会诊，我急急忙忙到北京协和医院，北京协和医院的口腔科有个姓陈的大夫，是口腔科主任，是个女的，她的小孩子得了口腔溃疡，也是我给她治好的。她说你到我们这儿来工作吧，我们需要你，你可别小看口腔病，现在得这个病的人多得很。我也打算去，后来卫生局让我去北京中医学院（现名北京中医药大学），我才没去那边上班，要不我真打算去了。后来她也用这个方子，我说这个容易，你就用这个甘草泻心汤，这个方子好使。这个人现在还在不在北京协和医院就说不上了。”

6. 大青龙汤治自身感冒速效案

“大青龙汤方中麻黄的量非常大，其为证是身上感觉特别恶寒，这个恶寒比麻黄汤证的恶寒厉害。我头两天感冒就吃这个方子，身上感到特别怕冷，我就吃了一剂大青龙汤就好了，这个方子挺好使。发水气用它也好，若用它发水气也必须有大青龙汤证，没有大青龙汤证不行，起码病人要没有汗，口舌干，发烦躁，这都得有，甚至还要有身上疼。”

7. 越婢加术汤治肾炎腹水

“越婢加术汤非常好使，它不单能治外边的水肿，也能治里边的水肿。可是有个问题现在我也闹不清楚，若是肾炎的腹水，用这个方子，百发百中，你们尽管试验；要是遇上肝硬化的腹水就不行。那个时候在咱们医院有一个住院的病人，他就是患肾炎的腹水，腹水症状挺厉害，后来他们（其他医生）找我会诊，我就开了越婢加术汤，病人吃了就好了。后来遇到肝硬化的腹水，他们（其他医生）试验就不行，他们说这方子怎么不好使了？这东西奇怪，肾炎的腹水，吃越婢加术汤非常好使，但是肝硬化的腹水就不行。他们试验了很多次，我还没试验，但他们告诉我，我就知道了。”

编者按：在《经方传真：胡希恕经方理论与实践》《胡希恕病位类方解》中对此总结道：“本条（《金匮要略·水气病脉证并治第十四》第5条）的里水，是就病水的原因说的，也即相对于风气相击的风水说的。风水可说是外因，此由于小便不利为内因，故以里水别之。有的注家改皮水，值得考证研究。依据实践证明，本方所主水肿，为由于肾功能的障碍，从而使小便不利而致的水肿，对于肾炎患者的水肿和腹水，屡试皆验，尤其令人惊异者，不但水肿得治，肾炎本病亦得到彻底的治愈。”

8. 芎归胶艾汤合四君子汤治愈胎漏重证

“这个芎归胶艾汤是个止血药，可是方中净是些强壮性的祛瘀药，它不用桃仁、牡丹皮，说明它治疗虚证，就是这个下血证有虚脱的倾向，所以得赶紧止血，用强壮性的祛瘀止血的法子。这个药应用的机会也相当多，一般的吐衄下血都可以用，但不是虚衰性的证不行，真正的虚证，需要用一种强壮祛瘀的法子，这个方子最好使不过了，也是常用的方子。对于妇人，在妊娠阶段常有下血、腹中痛。一般就是由于她们自己不谨慎，导致下血、腹痛，如果要流产，这个方子也很好使。这个方子常常配合人参、茯苓、白术，就是把四君子汤合用在这里面，治先兆流产的下血，起止血安胎作用，这个药经常用，也挺好使，这个药我也用过，不然我不会这么说啊。咱们医院的老范，他的第二个女儿范文艳就是患这个病。哎呀，她那个血出得很厉害，我就用芎归胶艾汤合四君子汤，她吃完就好了，后来她生了个小孩叫小阳子。一般的失血证，要是有虚脱的情形，就是脱血的情形，即出血相当厉害，这个方子就可以用。”

编者按：本书上篇第四章提到：“下血不止者，大体不离芎归胶艾汤（止血）合四君子汤，一般先兆流产的腹痛下血颇好用，不是偏虚亦可不合四君子汤。以腹痛为主的，以芎归胶艾汤合当归芍药散亦佳。”可互参。

9. 桂枝茯苓丸治实证喜哭

“这个药（指甘麦大枣汤）也常用，妇人悲伤喜哭，可以用这个药，就是小孩子在夜间哭得特别厉害，有时候用这个药也起作用，但不是虚证可不行，不是虚证的患者吃这个药都睡不着觉，我有这个经验。我有一次给人看病就给人弄错了，这人精神失常，她当时也是好哭，可是她不虚，我给她开这个药，第二天她就来找我了，说：‘你给我吃的是什么药？我一宿没睡着。’然后我就赶紧换了药，又给她吃桂枝茯苓丸，那种药就对了，因为她患的是实证。所以虚实还是很有关系的。像脏躁，心虚而躁扰不宁，可以用甘麦大枣汤，但是对实证用就错了，这要注意。我那会儿也是没注意就开了方子，因为她是我朋友的爱人，她老觉得委屈，我就给她开前边那个方子，所以就错了。”

编者按：《经方传真：胡希恕经方理论与实践》的甘草小麦大枣汤方中言及：“脏躁所指不明，但通过实践，凡无故哭笑，情难自已的精神病，不论男女用之多验。”《胡希恕病位类方解》中也有相似的说法，但说的都是虚证的情况。此处提到的实证喜哭案，正好可作为其重要的补充说明。

10. 抵当汤加芒硝通经治愈精神病

"'妇人经水不利下，抵当汤主之。'（《金匮要略·妇人杂病脉证并治第二十二》第14条）这个'不利下'不是指月经不调，这是指经闭，经闭不利下，用其他的药月经也不下。这在临床上也常有，最近我在临床上遇到一个精神病患者，她的月经就是吃抵当汤才下的，我给她用了抵当汤以后，她的经血中有挺大一块血块，现在她的这个精神病大致是好了。她以前拿斧子砍人，在精神病院治疗过很长时间，现在这个人挺好。之前我用其他的祛瘀药都不行，她的月经就是不来，这个抵当汤是真有力量，我用这个方子，但是加了芒硝，因为她的大便特别干，人也癫狂。"

编者按：《胡希恕病位类方解》中提到"精神病由于瘀血者颇多，余以本方（桃核承气汤）或桂枝茯苓丸与大柴胡汤合方，治愈者多矣""本方证（抵当汤）与桃核承气汤证相较，则彼轻而此重，桃核承气汤证其人如狂，而本方证则其人发狂"。《经方传真：胡希恕经方理论与实践》中也总结道："喜忘与狂均属神经症，以是可知，诸神经症，多有瘀血为患，临床常用祛瘀药而治愈。由此也悟出，疯狂、癫痫等脑系病变，用祛瘀法治疗是有效的方法之一。"

11. 猪膏发煎治阴吹

"'胃气下泄，阴吹而正喧，此谷气之实也，膏发煎导之。'（《金匮要略·妇人杂病脉证并治第二十二》第22条）这个病我遇到过一次，是在我私人诊所开业的时候，有个老太太就是这样。她的病厉害得很，坐那不敢动，一动那声音大得很，她患的就是阴吹，吹气的吹。这种病大概都是谷气实，这个谷气实，吃泻药不行，它不是实证，是虚证。所谓胃气下陷，即李东垣说的清阳下陷，下陷是患者大便不通，所以说‘此谷气之实也’，用猪膏发煎。之前咱们讲过猪膏发煎是用头发、猪膏组成，猪膏就是猪油，把头发放猪油里头，把油烧开了头发就化成灰了，这个东西是通大便的。”

12. “痧症”见闻

“阴阳毒这个病，我没遇到过，我活了这么大岁数也没遇到过，古人或者是遇到过，西医也没有类似的这种病。至于说痧症，痧症就是无名的疫疠之气，这个病我倒是见过，可它也不像书上说的这个样子，‘五天可治，七天不可治’这么猛剧这么快。东北有种叫‘发猴’‘羊毛疔’的病，这都是古人说的痧症，是一种急性的疫疠，叫做‘尸疫’。有的患者是光嗓子痛，并伴有全身证候。有的患者是剧烈的腹绞痛。阴阳毒这个病，我的确是没遇到过，留待以后作参考。”

编者按：通过这段录音讲话，可从中体会到胡希恕先生实事求是的严谨学风。对于“痧症”病例，虽然胡希恕先生没有提及详细的脉证及治疗，但确是胡希恕先生亲历见过的，有助于我们扩展见闻，待临床的验证，故亦收入。

13. 鳖甲煎丸治脾大有验

“鳖甲煎丸这个药现配很麻烦，以前在药店有成药。现在大概在武昌、汉口有这种药生产，在北京也有这种药生产，但是药厂把这个方子的药味减少了，所以它就不好使了。在杭州生产的这个药，挺好使的。我用这个药治过肝炎的脾大，的确有效果，因为这个脾大，它是有瘀血，不能求急治，用猛攻的方法是不行的，用这种丸药就比较好。现在一般用大黄䗪虫丸，也挺好使。”

编者按：《中国百年百名中医临床家丛书 · 胡希恕》中记录有用鳖甲煎丸治肝硬化脾大的费某医案，可参看。

14. 柴胡桂枝干姜汤治疟疾神效

“《伤寒论》第 147 条曰：‘胸胁满、微结、小便不利、渴而不呕，但头汗出、往来寒热、心烦者，柴胡桂枝干姜汤主之。’《金匮要略 · 疟病脉证并治第四》附《外台秘要》方，曰：‘治疟寒多微有热，或但寒不热。服一剂如神。’这个‘多寒少热’，或者‘但寒不热’，都现的是柴胡证，就是这篇头一条说的那个‘疟脉自弦’，不是牡疟那种情况，也不是里头有水造成的。这个方子后头有个小注‘服一剂如神’，这个确实不假。也不光是‘寒多微有热’，或者‘但寒不热’，只要合乎柴胡桂枝干姜汤应用的条件的话，的确是其用如神。北京这个地方，患疟疾的病人较少，在这儿我没有用它治过疟疾。我有一个朋友叫张秋水，他在江西行医，他回来跟我说：‘我就用这个方子治疟疾，真好使，就用这么一个方子加加减减就可以了。’我们俩是同学，他后来在江西的一个大学当教授，当教授挣的钱也不够他花，他就给人治病，他的医术也挺好。他说他光治疟疾就行，一天就很忙，江西那个地方得疟疾的人多得很，他没用其他的方子，就用这个柴胡桂枝干姜汤。所以‘服一剂如神’，古人也有体验，可见治疟疾时选用这个方剂最多。

这个方剂主要是针对什么呢？身无力，胸胁满，心下这个地方觉得堵、有结滞，但是不厉害，还有一点拒按，但不像阳明病实结的那个样子，身上没有汗，光脑袋出汗，这就是有气上冲、表不解的情况。凡此用它就可以。吃这个药应注意，头一次吃它会发烦，烦是因为不得汗出的缘故，再吃汗就出来了，病也就好了。这个方子，在治疟疾时，用的机会挺多。”

15. 大柴胡汤合桂枝茯苓丸加石膏可治高血压、脑出血

“后世治中风这个病，动辄就用祛风这类药物，这是相当有害的。我认为治这个病主要应该祛瘀活血。脑血管出血也是一样的。出血证，中医的观点常常认为这是因为有瘀血的关系。尤其是高血压，必须用血分药，同时用泻火的药，所以三黄泻心汤配合桂枝茯苓丸等适证的药，都是可以用的。我最常用的药就是大柴胡汤合桂枝茯苓丸加生石膏，这个药又能降血压，又能够祛瘀，不祛瘀是治不了高血压的。对脑血管意外最好不用‘中风’这个词，我的意思是这个病名应该改良。西医的检查是相当清楚了，它不外乎是脑血管出血，这个与患者平时有高血压有关系；或者就是与血栓的形成有关系。就这么两种情形。这两种情形都是血液的问题，都不是风的问题，这是肯定的。古人的看法我们也只作为参考，总之如果治这个病，根据风邪来治，是治不好的，这个我也遇见很多了。这个脑血管意外，出血要不是太厉害的话，病人也就落那么一个毛病，并不是脑血管出血治好了，你不治他也那样，反正当时他也死不了，还没到死的时候，那能算你治好的吗？我没见过用这个祛风药治好脑血管出血的，那根本不是风嘛。这本书也是略略的这么几部分，也没深说。这个侯氏黑散能不能治我们所说的脑出血呢？对中风的后遗症，如果病人真虚，用它来调理也未尝不可，但也不一定就会治好。”

编者按：胡希恕先生用祛瘀剂合清热剂治高血压、脑出血，在《经方传真：胡希恕经方理论与实践》《中国百年百名中医临床家丛书·胡希恕》中有一例高血压鼻衄的赵氏案，可参看。

16. 獭肝丸治肺结核无效见闻

“这个方子我没有用过。有一回我见北京的一个很有名的老

大夫用过。他用的獭肝丸是他自己配的丸药，他给患肺结核的病人吃，没治好，我看他用不行，我也就没用，没试验。”

17. 喝冷水、冷粥可解巴豆毒性

“巴豆这味药，下得相当猛峻，要是下得太厉害，喝点冷水就好了。这个我也有亲身体会，用巴豆是温下的法子，遇到寒它的药性就解了，喝点冷水、冷粥都行，越吃热的食物下得越厉害。以前巴豆是医家常用的药，像妙灵丹里就有这味药，搁点巴豆霜，它不伤人，别看这味药挺猛峻，小量用它就不伤人，尤其是把油提炼尽后，吃它也不怎么吐，这个吐是与巴豆油有关系的。”

18. 乌头、附子剂治肠梗阻等腹剧痛者

“前两天报道，有一个小孩吃瓜吃多了，得了肠梗阻，这当然不只是寒的问题了。可是肠梗阻的痛法，符合中医寒疝的证候表现，所以不管里头寒不寒都可用乌头、附子剂，都有效。附子、乌头的作用，就是使松弛的组织重新恢复正常的机能，使过于紧张的组织的机能恢复，如肠折叠恢复到原有状态就不梗阻了，肠梗阻也就好了；如肠下垂，一紧张肠就又回到原来的位置了，病也就好了。以前我们对附子、乌头的认识不多，就认为它们性热，究其作用，它们的确是恢复生理机能的药物，尤其是代谢机能。你看对于心脏衰弱，甚至无脉，附子也起作用，四逆汤就是例子，通脉四逆汤也是。它恢复心脏生理机能不光是治寒，心脏衰竭到了那个地步病人都虚脱了，当然这时是有‘寒’了，它为什么能促进心脏生理机能的恢复呢？因为有强心作用嘛。所以附子、乌头的作用中，性温是一方面，另一方面，它们能促进身体某一方面生理机能衰竭的恢复，这一点通过临床、通过古人的书我们都可以体会到。”

编者按：在《胡希恕病位类方解》中也提及：“小肠疝气、肠梗阻多见本方证（大乌头煎证），大便虽秘结，不可用下药，用本方反能通其大便，而止剧痛。”可参。对于附子的作用，胡希恕先生认为它不光是以热治寒，主要在于它还能恢复虚、衰。

19. 甘遂半夏汤治肝癌腹水剧痛有效

“甘遂半夏汤中的芍药，用在这儿主要是治腹胀感、发挛急、腹急。心下续坚满，必是心下有留饮不去，用甘遂半夏汤治疗，这是可以的。这不会有中毒现象，我用过，挺好使，只要是二便不利就可以用。可是甘遂有毒，在临床应用上，对一般的肝病有腹水，最好不用它，迫不得已时才用它，我们用它的时候，必须要加扶正的药，例如十枣汤中就是大量地用大枣。能不用它，还是不用为好，它能治病，但它有毒伤胃，对肝更不好，是猛峻的泻下药，用它治腹水如果不注意配伍和服法，那病人非死不可。书上提到的这一节（《金匮要略·痰饮咳嗽病脉证并治第十二》第18条），说的像肝硬化腹水，‘心下续坚满’，尤其是上腹部往外鼓，且特别硬而满，虽利还是不见消。因为这个，对肝癌腹水我用甘遂半夏汤，病人吃药后效果还是相当好的。后来我再也没用它，因为你开了这个方子，药房的医生也不给你抓药。”

编者按：《经方传真：胡希恕经方理论与实践》中提到：“曾治一肝癌患者，心下坚满而痛剧，服本方收一时良验，惜后复发，终未救其死。”在《胡希恕病位类方解》中也提及：“肝硬化腹水者确多大便溏，并其人亦确有以利为快之情，但我以本方治愈此证只有一例，大多宜茯苓导水汤加减较妥。”可互参。

20. 白虎加人参汤加麦冬合栝楼牡蛎散治糖尿病有效

“治糖尿病常用白虎加人参汤，这个方子相当好使。前面我们讲的中消，就是用这个方子治。但是在《伤寒论》第 168 条中，就看不出来它有这个作用。一般治糖尿病，‘渴欲饮水’时这个方子最常用，这个方子里可以加味。《温病条辨》里有增液白虎汤，其不用加龙骨、生地黄，可以加牡蛎。我用白虎加人参汤时，常加栝楼根、牡蛎。栝楼根、牡蛎解渴的力量相当强。我有时候也加麦冬，大量地加麦冬也可以。糖尿病要是真正属于有热，有多饮多食多尿，这个方子十有八九是有效的，没有效的情况很少，这个方子你们可以试一试。这个方子在治糖尿病方面是个主方。”

21. 硝石矾石散治女劳疸无效

“硝石矾石散这个药我也用过，没有效。我遇到的黄疸病人中就有几个女劳疸病人，像书上说的‘额上黑，腹胀如水状’，我用这个方子治疗没有效，所以这个方子值得考虑。”

22. 黄连粉治浸淫疮

“浸淫疮不算什么大病，但是这个病很不好治，近些年在城市里少见，在乡间这个病很多，因为在卫生上有问题。尤其是小孩子得这个病，摸完患处又摸别处，就又染上一块皮肤了，有多年不愈的病人，满脸甚至身上都有浸淫疮。我的家乡把此病叫黄水疮，流黄水，流到哪块皮肤哪块皮肤就有疮，这个就是浸淫疮。‘浸淫疮，黄连粉主之’，我的家乡也用这个方子，把黄连做成粉，研成细末，用香油调匀，也有用棉花籽油调的，用什么油都行，黄连这味药苦燥，苦能够消炎解毒，解热毒，燥能够祛湿，就是祛这个黄水。”

23. 小蜘蛛祛毒，能治小儿出疹

“《金匮要略·趺蹶手指臂肿转筋阴狐疝蛔虫病脉证治第十

九》第4条曰：‘偏有小大，时时上下。’有时候上去，有时候下来，所以起名叫‘阴狐疝’。这个病很常见，但是这个方子（蜘蛛散）不常用。书上说服法是：蜘蛛十四枚，熬焦了，桂枝半两，这两味药做成面子（散剂），取八分匕，不到一匕，一匕合现在一钱，八分匕即不到一钱，饮和服，日再服，拿蜜做丸子也行。

蜘蛛可能有点祛毒的作用，是不是能治疗阴狐疝我不敢确定。但用蜘蛛时要注意，我也参考过不少书，有些医书上说蜘蛛有毒不能吃。我也问过一些人，他们告诉我说屋里的小蜘蛛不光可以治这个病，乡下人遇到小孩出疹子常吃五六个蜘蛛。这些我都没试验过，野地里的大蜘蛛肯定有毒，不可轻试。”

24. 甘草粉蜜汤治顽固胃疼

“（与上同书）甘草粉蜜汤这个方子，不只能驱虫，它还能治胃疼。它治‘心下疼’，心下就是指胃。我们遇到胃疼，不论是胃溃疡还是胃炎，胃疼痛得厉害，用这个药很好使，但这个粉（铅粉）就不要搁了，驱蛔虫才搁铅粉，我治上述普通的胃病都搁白及。白及这味药和王不留行差不多，也是祛瘀定痛，同时止血。假设是胃溃疡这种病且伴有潜血的情形，这个药就更好使了，就用甘草、蜜，加上白及。不过我不是用书上这个剂量，我用的剂量会大一点，甘草一般我都用24克，最高用30克，蜜我都用45克，白及用12克。制法和书上相同，把甘草和白及先用水煮，取二升，去滓，把蜜搁里头再煮，搅令和，煎如薄粥就可以用了。我常让疼得厉害的病人一次把药全吃了，疼得不厉害的病人就分两次吃，特别是顽固的胃疼，病人吃上这个药就会好，这个你们可以试验。但是要注意因为这个药中大量地用甘草，如果胃不疼了就停药，不然吃多了腿肿。甘草这味药影响小便，所以利尿药里头大量地用甘草的情况很少，五苓散、猪苓汤里都没有甘草。所以在我们用这个药的过程中，如果病人有水肿的话，甘草的药量就不要太多了。这个药不只治疗蛔虫疼，一般的胃疼用这个药效果都很好，我是试验过了才这么说的。”

编者按：在《医门传真》中有胡希恕先生的学生张景桂写的一篇文章叫《胡希恕老师治疗溃疡病的经验》，其中也谈到了用甘草粉蜜汤治胃溃疡，他说：“如有溃疡病且大便潜血阳性时，胡希恕先生师常用下方配成散剂冲服：白及12克、三七3克、川军（大黄）4克、延胡索10克、乌贼鱼骨20克、甘草10克、白芍20克，上药共研为细末分为12包，日服3次，用蜂蜜水送服，胃酸多的病人可用开水送服，无三七可用云南白药1瓶代替。如见大量柏油便或呕血，可大剂量地用白及15克、三七5克，用独参汤（凉后）调服，可收到迅速止血之效。”《经方传真：胡希恕经方理论与实践》《胡希恕病位类方解》中亦言及：“甘草粉蜜汤治心腹痛有奇效，本方去铅粉，加白及10克，治溃疡病剧痛者，屡用皆验。”前者并附有夏某案一则。皆可供参考。

25. 童子尿治产后昏迷有效

“《金匮要略·妇人产后病脉证治第二十一》第一条，这一段是说妇人产后，常常同时发生这样三种病：一种是痉，痉咱们讲过了，就是抽搐痉挛；第二种是郁冒，郁冒就是晕厥昏冒；第三种是大便难、大便硬。这三种病不是一个一个发作，它们常常是同时发作的，妇人产后常有这种情况。郁冒和痉同时发作，拿我们现代的话说就是近乎休克，人的手脚也凉啦，已经人事不知，用我们家乡的话说就是产后昏迷。当时也有个救急的法子，给昏迷的产妇喝小孩子的尿（男童、女童都行，去头尾只取中间一段尿），这都是农村的乡土治法。

这个人尿大概也起亢奋的作用，的确可治疗人一时的虚脱，有时妇人产后昏迷，常用童子尿灌她，很能解决问题，我也亲眼看到过。事实虽是这样，但仍需要研究它的作用机理是不是像我说的那样，里头含有少量的激素。”

26. 柴胡桂枝干姜汤合当归芍药散加薏苡仁治脊髓脱髓鞘病变

“薏苡仁是寒性利尿药，《神农本草经》谓‘主筋急拘挛，久风湿痹’。我曾以此治脊髓脱髓鞘病变，症见：乏力，胸胁满，肩背酸，发低热，用柴胡桂枝干姜汤合当归芍药散加薏苡仁，服药四十余剂（而缓）。”

27. 大柴胡汤合桂枝茯苓丸加生石膏治愈脑外伤出血神昏

“我曾治王某，女，55 岁，家庭妇女。她从汽车上坠下，住某医院一周始终昏迷呕吐，抽验骨髓结果：脑有积水且微量出血，后转另一家医院，医生认为其不能速愈，令其回家疗养。后乃邀我往诊，她脉弦实有力，舌苔黄厚，二便不利，余如上述，与大柴胡汤合桂枝茯苓丸加生石膏，服一剂后自能活动，与食已不吐，但仍头痛晕，继服七八剂诸症尽已，无任何后遗症。”

另附：

在《郝万山教授〈伤寒论〉讲座》录音中，他回忆胡希恕先生的一则厚朴生姜半夏甘草人参汤验案，保留了胡希恕先生所使用的方歌一首“厚朴半斤姜半斤，一参二草也须分，半夏半升善除满，脾虚腹胀此方真”（从陈修园的方歌修改而来的），弥足可珍，介绍如下：

“以前我在北京中医药大学附属医院做住院医生的时候，我管过一个病人，这个病人患的病是比较少见的病，它叫阵发性睡眠性血红蛋白尿。这种病人本身的红细胞的细胞膜有生理缺陷，到了一定年龄发病的时候，这个细胞膜在血液内酸度增高时就自然破坏了，红细胞的细胞膜破坏以后，这个红细胞中的血红蛋白，就释放入血液中，就出现这种溶血性黄疸的表现。那在什么情况下血液内的酸度会增高呢？在睡眠状态下，血液内的二氧化碳浓度会增高，当然它的酸度就会增高。所以这个病人第二天早晨起来，她发现自己的眼睛黄了，脸也黄了，撒出的尿像酱油汤一样，所以她就认为她是得了急性黄疸型肝炎。

她先到我们医院的急诊科来看，急诊科的医生一看说：‘老太太（其实她还不到50岁），你患的是肝炎，你赶快到北京地坛医院去看。’她就到北京地坛医院去了。北京地坛医院的急诊科医生也是位年轻医生，他一看她有黄疸，就说你先住院吧，住院以后再给你化验。没想到第二天化验结果出来了，她患的不是黄疸型肝炎，她的肝功能正常，她患的是溶血性黄疸，就把她诊断成阵发性睡眠性血红蛋白尿。所以她又回到我们医院了。

那天晚上她到我们急诊科，遇到的又是一位年轻的大夫，大夫一看她皮肤黏膜发黄，说你别来我们这儿，我们这是普通医院，你应该去传染病医院。她说小伙子，别害怕。我患的不是传染性肝炎，我患的是阵发性睡眠性血红蛋白尿，能不能在你们这里住院？这个大夫一看是北京地坛医院的诊断，正好那天晚上我又在病房值班，所以他给我打电话说，郝老师，你看你们那里能不能收这个病人？我到急诊科一看，我说好，这个病很少见，就让她在我们医院住院了。因为她有溶血，她就有贫血，但是我们给她输血，又不能够一次输大量的血，因为给她输血之后，她是用了别人的血液，更容易引发溶血，所以每次给她输少量的血，过几天再输一次，这是一种输血的治疗方法。然后我们用了中药治疗，也用了一些西药治疗，试图改变她体内的酸碱度。治疗了一个阶段以后，溶血控制了，血红蛋白也上去了，她的精神也不错了。

早晨我查房的时候，她说都挺好，我说那你是不是准备出院？每天我到了下午下班的时候，总要到病房巡视一遍，等我再巡视的时候，她把衣服掀起来，拍肚子，她的肚子鼓得圆圆的，她说：‘郝大夫，肚子一敲梆梆响，你什么时候把我这个肚子胀再给我治治，等我肚子不胀了，我就出院了。’我说行呀，我给你治治，早晨查房时你怎么不说呢？她说早晨我的肚子不胀，上午也不胀，到了傍晚前后就会胀。我看她有贫血，舌头胖胖的，淡淡的，舌苔厚厚的（选用厚朴的指征）。我说你有脾虚，脾运化机能低下，所以痰湿内生，湿邪阻滞，气机不畅，因此就出现了这种肚子胀，你这是虚中夹实，我还真有办法治疗你这个虚中夹实。

她说那你给我开方子吧，治好了我的肚子胀，我就出院了。我回去之后就开厚朴生姜半夏甘草人参汤。可是那个时候厚朴这味药特别缺，如果像我们这样的年轻大夫，要是每剂方开 10 克厚朴，再开上七剂药，药房的老师傅就会说没有药。所以我只能开 6 克厚朴。生姜有些辣，所以我也考虑到这个药的口感，生姜开了 3 片，半夏大概是写了 10 克，这是个常用量，因为我考虑到她过去患过溶血性黄疸，脾虚是明显存在的，所以用了 20 克党参，甘草大概用了 6 克。

这个方子开出去以后，前一两天她没什么反应，到了第三天上午，早晨我去查房，她说郝大夫，你开的那个药，我已经吃上了，你开的那个药真厉害！我心里很高兴，以为疗效很好。可她说原来每天晚上我还能吃一小碗粥，自从吃了你开的药以后，我昨天晚上连这一碗粥也吃不下了。昨天晚上我的肚子胀得更厉害了。我说我用方没有问题，症状怎么会加重呢？我说我去问问我的老师吧。我就拿着她的病历，拿着我开的方子，去请教胡希恕先生。

胡希恕先生那个时候是我们东直门医院特别善于用经方的一个老前辈。我去问他的时候，他一看这个病历介绍，他说你的辨证很对，你开的方子中药也选得很对，但药量没有把握好。我说老师，我怎么没有把握好药量呀？他说你还记得《伤寒论》中厚朴生姜半夏甘草人参汤的药物的药量吗？我说老师我不记得了，只能记住药物的组成。胡希恕先生说：厚朴半斤姜半斤，一参二草也须分，半夏半升善除满，脾虚腹胀此方真。从那时起我就把这首方歌记住了。厚朴半斤姜半斤，厚朴、生姜的量很重，一参二草也须分，人参只有一份，而厚朴、生姜却是八份，剂量比例不是显而易见吗？

我把药物剂量比例给颠倒过来了，补气的党参用了 20 克，甘草用了 6 克，而厚朴、生姜只用了 6 克。胡希恕先生说你怎么用这么少的生姜、厚朴？咱们把厚朴用到 20 克，生姜用到 15 克，党参的剂量改成 6 克，甘草用 6 克，半夏用 15 克，就这么一个方子。我跟病人说我已经请教胡希恕先生师了，还是开这五味药，就调了调剂量。这个病人将信将疑，她吃完后第一天没有明显的效果，第二天、第三天肚子越来越不胀，肚子胀的程度越来越轻，她吃了七剂药后，晚上肚子就不胀了。所以厚朴生姜半夏甘草人参汤是治疗脾虚痰湿阻滞、虚中夹实腹满的一张很好的方子。我们在应用它的时候，要特别注意它的药物剂量比例。”

下篇

医案

本篇说明：胡希恕先生的医案，比较集中地收集在《中国百年百名中医临床家丛书·胡希恕》一书中，共有118例。还有不少医案散在胡希恕先生教学讲义手稿、胡希恕先生讲课讲话录音、学生的听课笔记、经学生整理过的医案卡片和现已出版的有关胡希恕先生的很多书籍中。这是学习研究胡希恕先生学术思想的珍贵资料，是临床学习和借鉴的宝贵财富。因此我们又做了一些再挖掘的努力，相信会得到有关读者的青睐。为节省篇幅，现已出版的有关资料中记载过的医案，本书就不再重复收录。偶有引录用于对比的，不计其案例数目。兹仅将医案卡片中他书所未载者和20世纪80年代的中医杂志中所载的胡希恕先生医案，整理、汇集于下。

一、胡希恕医案卡片（手抄本）

资料说明：胡希恕先生存世的医案，很多是由随诊的学生整理，并以卡片记录，才保存下来的。其中一部分经编者将其汇辑成册，名之曰“胡希恕医案卡片（手抄本）”。当年编者与其他同学商定，分工各自抄写一部分医案，并汇辑成册，然后互换所录，以期彼此都能得到较多的资料。但后来未得到互相交换的机会，故实存的这个抄本中的医案，大约也只有原来卡片中的医案的三分之一了。原抄本共有医案111例，减去了与已出版资料中重复的33例，还有78例，经本次整理，奉献给读者共享。

案1

崔某，男，38岁。

1969年3月17日来诊：慢性阑尾炎，屡次发作。

与四逆散、当归芍药散合方加薏苡仁。其中白芍五至六钱，薏苡仁八钱至一两。

三剂症已。

编者按：此案与《中国百年百名中医临床家丛书·胡希恕》中“阑尾炎的治疗经验”的崔某案所指并非同一人，将其年龄、来诊时间对比可知。

《胡希恕病位类方解》中提到：“四逆散、当归芍药散合方，宜作煎剂，治四逆散与当归芍药散的合并证。后世舒肝散之适应证，大都宜本方……加大薏苡仁用量治慢性阑尾炎不宜下者，甚验。”

胡希恕先生在讲座中更进一步阐述：“大柴胡汤与大黄牡丹皮汤合方治阑尾炎的时候，如果病是慢性的，没有太大的热象，也有柴胡证，大致都可以用四逆散与当归芍药散合方。不过当归、川芎两味温性药不要用得太多，都搁6克就行，最好再加薏苡仁。薏苡仁这味药，它有排脓的作用，因为陈久性的阑尾炎，它有化脓的转机，但不是太明显。而腹痛是经常见到的，这个情形用四逆散合当归芍药散。”

案2

杨某，男，31岁，北京电影制片厂录音员。

患者于1965年1月19日发作头晕，头沉，头项重压感，经北京宣武医院详查确诊为两侧乳头水肿，颅内肿瘤症状群。观察治疗数月无改善。

初诊（1965年6月21日）：眼花，晚上尤甚，头项压疼感，食欲不振，咽噎，脘堵，气短，腰背两肩酸痛，四肢关节痛，右耳鸣，失眠多梦，胸中热背发凉。北京宣武医院与苯巴比妥能使其入睡，但第二天他更疲乏不堪，精神状态不好，丢三落四，说话走题，听别人讲话不能集中精神，朋友来探视则烦，想使他们离去。不能看电影，看不到十分钟即觉眉间压酸，或头晕，心乱，欲呕，头脑晕胀，不能正常看书看报。大便正常，小便时热，唾多略咳。脉弦微数，苔微白。口干不喜饮。

与柴胡桂枝干姜汤、半夏厚朴汤合方，加石膏、橘皮：

柴胡四钱，半夏三钱，厚朴三钱，紫苏子三钱，生姜三钱，茯苓三钱，生龙骨五钱，生牡蛎五钱，黄芩五钱，天花粉（栝楼根）五钱，桂枝三钱，生石膏一两半，橘皮五钱，炙甘草二钱。

二诊（1965年6月25日）：药后头痛减，食纳转佳，脘堵、腰痛减，胸中热背发凉更减，脉亦不数。

原方加栀子、苦桔梗各三钱。

三诊（1965年6月30日）：头疼偶作，视物已能持久，黄昏仍疲劳，饭后视力较好。耳鸣、心下堵大减，咽仍不适，咳减，睡眠佳，背冷又减，胸中热大减，仍渴。苔白。

原方三剂。

四诊（1965年7月5日）：诸症更减，在晚上视物还有些花，但已能看书报，咽仍不利，但噎已大减，睡眠好。腰背肩疼、四肢关节痛基本消失，精神面貌判若两人。偶有脘堵，但程度轻，时间短。头项还有重压感，可能与他看书有关。偶有耳鸣。今日要求上班，嘱再观察。

原方加泽泻三钱，开三剂。

五诊（1965年7月8日）：诸症又见好转，因日前去北京宣武医院复查视力，又感疲劳，身有串痛。

仍以原方加减：

柴胡四钱，黄芩三钱，天花粉五钱，生姜三钱，桂枝三钱，生龙骨五钱，生牡蛎五钱，半夏三钱，厚朴三钱，茯苓三钱，当归三钱，生决明子六钱，生石膏三两，紫苏子三钱，橘皮五钱，竹茹三钱，炙甘草二钱。

六诊（1965 年 7 月 14 日）：视力恢复稳定，头疼头晕未作，头重压感已，北京宣武医院复查为两乳头水肿消失，脑系无变化。仍无力、酸软，大腿后部筋痛，咽中有些阻挡感，心下仍有点堵满。北京积水潭医院查为中枢神经功能失调，原因待查。

上方去竹茹。

七诊（1965 年 8 月 1 日）：上药甚好，除视力差些外，余症尽除。因回老家停药，视力又不好，头部又现稍胀，睡眠差，胃脘尚有灼热。苔白少津。

仍以 7 月 8 日开的方去橘皮、竹茹、生决明子，加生枣仁四钱。

八诊（1965 年 8 月 17 日）：上药四剂甚效，头已不疼，只是有胀，睡眠较好。苔薄白，脉沉实。

上方增生枣仁为五钱。

九诊（1965 年 8 月 24 日）：近日泛酸，微恶，腹鸣，大便干稀不定，视力时好时坏，头项仍有些重压感，口尚干。小便又浑，排尿量不定。苔白，脉微弦。

与下方：

柴胡四钱，黄芩三钱，天花粉五钱，生姜三钱，桂枝三钱，生龙骨五钱，生牡蛎五钱，半夏三钱，厚朴三钱，茯苓三钱，当归三钱，生石膏二两，紫苏子三钱，炙甘草二钱，生枣仁五钱。

十诊（1965 年 9 月 2 日）：除眉间稍沉紧、晨痰较多、有时泛酸、咽稍噎、胃区有压疼外，诸症悉已。

上方增橘皮六钱，增厚朴为四钱。

案 3

某患者，眼底出血，视物不清。

与当归芍药散加吴茱萸（作煎剂），五六剂而愈。

原按：生地黄，是寒性祛瘀药，对虚热性血瘀有效。当归、川芎，为温性祛瘀药，适应于虚寒性血瘀证，对妇女寒性瘀血性痛经有效，若更现沉寒时，可加吴茱萸、附子。以上均为强壮性祛瘀药，然虚寒、虚热不同。桃仁、牡丹皮，是攻实的祛瘀药，对实证新发之血瘀甚效。水蛭、虻虫、土鳖虫（䗪虫），是攻实的祛瘀药，对实证陈旧性瘀血则效。

编者按：原卡片的记录过于疏简，作为医案不太规范。但原按对药物的分析很有借鉴意义，故仍予编辑录用。后面还有这种个别情况，亦因其有某种价值，同此都编辑录用之，不再赘述。

案 4

某患者，男，35 岁，天津人。

自觉视物不清。先在北京同仁医院治疗，诊断为眼底出血。

与当归芍药散合四逆散加石决明而愈。

编者按：胡希恕先生对于眼疾，上冲夹热者每加用石决明，寒饮上逆则用吴茱萸。上冲明显亦见有两者合用。

案 5

李某，女，40 岁，锦州人。

患青光眼，左目已失明，右目视物亦模糊不清。并有偏头痛。到处求医无效。

与吴茱萸汤与当归芍药散合方，服药后视力恢复，左目亦复明。

案 6

王某，男，39 岁。

头晕，右目红赤，胸胁满闷，大便干，小便赤，口干苦，有口疮，咽喉不利而音哑。苔黄燥，脉实。肝胃热盛之象。

与大柴胡汤加生石膏。三剂而愈。

案 7

王某，女，30 岁。

初诊：视力逐渐减退，乍视尚清，时间稍长即不能见，头觉压疼，恶心。脉细弱而迟。西医检查其眼底均未发现问题。此血虚视弱。

与下方：

白芍四钱，当归二钱，川芎二钱，吴茱萸三钱，石决明五钱，苍术三钱，泽泻四钱，茯苓三钱，桂枝三钱，炙甘草二钱。

二诊：在疲劳或血压波动时视力即弱。

与当归芍药散加桂枝、桃仁、牡丹皮、吴茱萸。

三诊：与下方：

赤芍三钱，白芍三钱，当归三钱，枸杞子三钱，川芎三钱，苍术三钱，茯苓三钱，泽泻三钱，吴茱萸二钱，党参三钱，炙甘草三钱。

视力逐渐好转。

编者按：本案二诊时加桂枝、桃仁、牡丹皮，即与桂枝茯苓丸合方，再加吴茱萸。三诊时则因虚证明显而合用了四君子汤。

案 8

鲁某，女，36 岁，8282 部队医生，入院日期是 1965 年 7 月 21 日。

于1959年发生血尿，结核菌素试验呈强阳性，淋巴管也发炎，后左胁剧痛难忍，西医诊断不明。每日与杜冷丁（盐酸哌替啶）1000毫克，使人昏睡，不能纳食，每日输液。体重减至约35千克。

1962年她住中医医院三个月，左胁疼减，体重增，仍腰疼有血尿。1963年行剖腹探查，发现脾区与结肠粘连，又因术后感染，疼痛不已。腰肌劳损。小便赤，且白细胞时多时少。尿常规检查：尿红细胞、白细胞值均高于正常值。食欲不振，日三四两，大便日三四次，小便黄。

于8月26日请胡希恕先生会诊：腹痛发作，腹胀如鼓，每日疼二三次，每次三小时左右。诸药未见大效。

二诊：与柴胡桂枝干姜汤合当归芍药散，加吴茱萸、香附：

柴胡四钱，黄芩三钱，天花粉五钱，牡蛎四钱，桂枝三钱，白芍四钱，干姜二钱，当归三钱，川芎三钱，苍术三钱，茯苓三钱，泽泻四钱，吴茱萸二钱，香附二钱，炙甘草二钱。

三诊：服药后疼减，腹胀立减。仍大便干，苔白，脉沉细。与四逆散加减，随上方：柴胡，白芍，枳实，当归，川芎，香附，茯苓，吴茱萸，泽泻，苍术，炙甘草。

服药后腹痛大减，大便通畅，食纳增。

编者按：三诊用四逆散与当归芍药散合方加吴茱萸，原卡片上无药量，“随上方”的意思可能是药量随上方。

案9

某患者，女，3岁。

小儿在过道睡觉，受凉，发热，去医院检查，经腰椎穿刺术后，两腿脚软，不能站立。

与四逆散加减，近半年而愈。

编者按：四逆散中含有芍药甘草汤，《经方传真：胡希恕经方理论与实践》《胡希恕病位类方解》中说道：“本方不只治脚挛急，即脚弱无力，行步困难者，用之亦验，古人名为去杖汤，即由于此。”胡希恕先生在讲座录音中说：“《神农本草经》上说芍药治‘血痹’，痹者就是疼，一般称关节疼为痹证，风、寒、湿痹证，都是疼的意思，芍药治由于血分而发生的痹证，它也治腹挛痛。”可见芍药乃血分之药，多用于治疗痹证、痿证、腹痛、身疼痛等，人易知其滋液缓急之力，亦当知其兼强壮祛瘀之功。

案 10

某患者，鼻衄。

1966 年 4 月 10 日，患者鼻衄不止，原系感冒后热重衄血，本来证情不重，服薄荷、佩兰之属再汗，更伤津液而鼻衄不止，面色苍白如纸，口咽干。

与当归芍药散与桂枝茯苓丸合方，加生地黄一两及生石膏。服药后则衄止。

案 11

某患者，男，30 岁。

偶见疯犬，并未咬伤，恐吓而致惊悸。

与桂枝甘草汤加龙骨、牡蛎、茯苓。数剂愈。

案 12

郭某，男，37 岁。

素有神经衰弱，工作紧张时，则心烦，身热，汗出，头晕，无精神，失眠多梦，遗精。苔薄白，脉沉弦。

初诊（1965 年 4 月 14 日）：与二加龙骨牡蛎汤。

二诊（1965 年 4 月 21 日）：热上冲，汗出已，遗精未作，但多梦，咽干不思饮，肌肤热而自觉寒，小便清长，下肢沉，四末凉。鼠蹊部位不适。

仍与上方，附子增为二钱。

三诊（1965 年 4 月 30 日）：现除精神紧张时稍头疼，吃饭急时致胃不适外，诸症尽除。

与上方加减，将息。

编者按：胡希恕先生在讲座中谈到："这个方子（桂枝加龙骨牡蛎汤）非常好使，我常用它。还有一个二加龙骨牡蛎汤，这两个方子可以配伍着用。二加龙骨牡蛎汤是上方去桂枝加白薇、附子，附子的量不要大，最大量也不要过 6 克，开 3 克至 6 克。这两个方子我经常并着用，也不去桂枝，因为这个病有气上冲，头眩、发落，上冲得非常厉害，气上冲，不往下走。用它得使上下心肾相交，所以桂枝是要用的。我用二加龙骨牡蛎汤时就是往桂枝加龙骨牡蛎汤里面再加白薇、附子，挺好使的。因为下寒得厉害，阴头寒，精自出，所以要加些附子，少加，这时就用这个方。如果病人没有大寒热，用桂枝加龙骨牡蛎汤就行，这个病我经常见，治好的病人也很多了，你们可以试验。遗精有夜间出汗烦躁的，那非加白薇不可，白薇是去烦热的。天雄散一般用不得，若只是寒象我想或可一用，我没用过。"因此本书医案所说的二加龙骨牡蛎汤，应该都是指二加龙骨牡蛎汤又加桂枝方，以下同。

案 13

郭某，男，33 岁。

主诉遗精十年，小便频数，有时浑浊，曾腰疼，近未作。饮食可，大便正常，不头晕。有手淫（自慰）的毛病。脉左沉弱无力，右大迟。阳痿。

与桂枝加龙骨牡蛎汤及二加龙骨牡蛎汤先治其遗精。后以四逆散合当归芍药散治其阳痿。

编者按：《胡希恕病位类方解》的“桂枝加龙骨牡蛎汤”中记述，胡希恕先生为本方曾加按语称：“失精为病，大都气血失和而呈上实下虚之证，下虚则寒，故小腹弦急、阴头寒，上实则热，故头眩、发落。脉极虚芤迟是泛论清谷、亡血、失精诸疾的大虚之候，在文法上是一插笔，而芤虽主虚，但按之微紧并亦不迟，可知非极虚，故无须大温大补，只以桂枝汤调和营卫即可。脉动以应胸腹动悸、精神悸动不宁，为失精的病根，亦即龙骨、牡蛎的主治。桂枝汤本来不是大发汗药，食热粥、温覆才使病人汗出，今加龙骨、牡蛎等收敛药，只能调和气血而不发散矣，此实治失精的主方。《小品方》云：虚弱浮热汗出者，除桂枝加白薇 10 克、附子 3 克（这是我的经验用量，与原方稍异），名曰二加龙骨牡蛎汤，于此二方适证加减之，治此证确有奇效。”

案 14

李某，男，30 岁。

肝胃不和，滑精，每四五天则一发。

与二加龙骨牡蛎汤。三剂愈。

编者按：“肝胃不和”为套用脏腑辨证的用语，“胡希恕医案卡片（手抄本）”予照写，这种情况在抄本中时见。

案 15

张某，41 岁。

遗精、梦交，周二三次。舌无苔，脉弦迟。

与二加龙骨牡蛎汤。愈。

编者按：临证见舌无苔，还应详辨其表里、寒热、虚实，后世一见舌无苔，每用滋阴清热之方，易误事。

案 16

高某，男，40 岁。

小便时尿道灼热疼痛，尿道口有黏腻之物。常有心烦，午后身热，两手发胀，身倦无力，头痛少寐。溲（小便）黄少而频。

初诊：与猪苓汤合柴胡桂枝干姜汤。

二诊：因大便干，去干姜，加炒栀子三钱。

服药后效显之速，为近两年来在我院治疗病例中所未见。

案 17

某患者，女，50 岁。

病人腹痛，经北京协和医院 X 片诊断为输尿管结石。

初诊：与猪苓汤加金钱草。

二诊：服药后效不显。细审病情：心悸、头晕、心下堵不适，悟为上冲之象，与猪苓汤方证的口渴、小便不利有异。改与五苓散加金钱草：

茯苓三钱，猪苓三钱，泽泻三钱，桂枝二钱，苍术三钱，薏苡仁六钱，金钱草一两。

服上药两剂后排出长形结石一块，再去北京协和医院复诊，结石消失。

编者按：胡希恕先生在讲座中对五苓散与猪苓汤在治疗淋证方面的不同点做了鉴别：

“小便艰涩疼痛，泌尿系统感染以至于石淋，也就是结石，这些都归这里头（淋证）了。对于结石的治疗也不外乎利小便，猪苓汤是，五苓散也是。若是疼得厉害，加大量生薏苡仁就对了。所以加生薏苡仁、大黄治结石病，这我也有过一些例子。五苓散加生薏苡仁、大黄我试过，猪苓汤加生薏苡仁、大黄我也用过，都好使。如果渴重、偏于热，用猪苓汤；脉浮、有些偏于表证，就用五苓散。”

案 18

王某，男，40 岁，工人。

西医诊断为前列腺炎，曾住院治疗，疗效不佳，始求助中医。主诉腰疼，时有白浊自小便下，排尿不适。

初诊（1968 年 8 月 20 日）：与猪苓汤加减：

猪苓三钱，茯苓三钱，泽泻三钱，滑石五钱，阿胶三钱，大黄三分，薏苡仁八钱。

九剂，诸症已。

案 19

王某，女，75 岁。

右半身不遂，尿频，遗尿，尿淋沥不止。

与真武汤：

附子四钱，生姜三钱，茯苓三钱，白术二钱，芍药三钱。

一剂，尿频、遗尿愈。

原注：胡希恕先生谓真武汤对老年人的遗尿甚效。

案 20

李某，女，50 岁。

主诉腰疼，小便赤，但畅而不痛。尿常规检查看到满视野都是尿红细胞，食纳正常，大便二三日一行，成形。苔白少津，脉沉细弦。前医依阴虚火旺，热郁膀胱，与芳香化浊、清热利湿之法。

与下方：

藿香二钱，厚朴四钱，枳实二钱，陈皮一钱半，大腹皮三钱，竹茹一钱半，焦三仙（焦麦芽、焦山楂、焦神曲）各二钱，炒卜子（莱菔子）二钱，焦栀子二钱，大黄（炒）一钱。

连服五剂，腰疼减，余症未息。

12月25日来诊：突然又腰疼加剧，尿内有血块，确诊为输尿管结石。胡希恕先生指导改用：

猪苓汤加薏苡仁八钱、生地黄三钱、栀子二钱、牡丹皮三钱、茜草三钱、仙鹤草四钱、金钱草一两。

服十五剂后，自小便排出大小石块数粒，大者如黄豆，后诸症愈。惟余头晕心慌，乃宿有高血压所致，将息出院。

案21

肖某，男，7岁半。

1964年患儿患细菌性脑膜炎，治疗出院后每隔三四个月则出现一次以下症状：头痛，呕吐，甚至吐血。1964年11月经北京大学第一医院颅造影，诊断为颅咽管瘤，1964年12月经手术摘除，症状消失。1965年3月，又现尿频，尿比重为1.001。发热（38℃~39℃），服中药后体温降至37℃。

初诊（1965年8月23日）：尿多，嗜饮，昼夜尿量达8000毫升。苔白腻，脉沉实数（114次/分）。嗜睡。

与下方：

桂枝三钱，茯苓三钱，猪苓三钱，泽泻三钱，白术三钱。

二诊：服上方六剂，精神顿增，已爱玩耍。尿量减，小便间隔延长，渴瘥。

上方加生薏苡仁五钱。

案 22

乔某，男，44 岁。

十年前曾患前列腺炎，近又较重。

初诊（1954 年 8 月 20 日）：小便中有白色沉淀，性欲减退，头晕，口渴，汗出，小便频数而量少。苔薄白，脉显数。

《伤寒论·辨阳明病脉证并治第八》曰：“若脉浮，发热，渴欲饮水，小便不利者，猪苓汤主之。”因与是方加薏苡仁一两、大黄四分。

二诊（1954 年 8 月 24 日）：小便中白色沉淀已消失，头疼、头晕大减，汗出、口渴未已，脉仍数。

与小柴胡汤加生石膏二两，以清热止头疼。

三诊（1954 年 8 月 27 日）：头疼、头晕均已，脉数减，但又见小便白浊。

嘱以上两方交替服用，各三剂。

案 23

王某，48 岁。

初诊（1965 年 10 月 20 日）：两肩疼，曾经针灸、拔罐、烤电等均无效。于 1965 年 6 月在中国人民解放军海军总医院确诊为颈椎第六节骨质增生。现两臂麻木、疼，右手颤不能写字，肢软无力，头不能后仰，右手指知觉迟钝。脉沉细，苔白。

与下方：

桂枝三钱，白芍三钱，生姜三钱，大枣三枚，苍术三钱，茯苓四钱，附子二钱，炙甘草二钱。

二诊（1965 年 10 月 27 日）：服上方六剂。白天微觉轻松。

原方增附子为三钱。

三诊（1965 年 11 月 3 日）：臂疼已，头可后仰，但两臂麻木未除。

原方增附子为三钱半。

四诊（1965 年 11 月 10 日）：右手尚麻，但已能写字，脉沉实。

上方继服三剂。

五诊（1965 年 11 月 29 日）：麻木减，余症尽除。

原方增附子为四钱，将息之。

编者按：胡希恕先生治愈痹证的病例甚多，并强调仲景所论，痹证“慎不可以火攻之”，认为从外往里的治法无益于痹证。可参见本书上篇第三章“讲痹证”。

案 24

高某，男，50 岁。

右肩与项背疼，患侧不能上举，已两年求医无效。

与葛根汤加苍术、附子。一剂而愈。

案 25

西某，女，69 岁。

初诊（1965 年 9 月 20 日）：右肩疼痛，抬手举臂困难已四五个月，经针灸治疗无效，饮食不香，大便干，二三日一行。用中药益气活血、通络止痛无效。脉弦滑数。

与桂枝汤加苍术、附子、大黄：

桂枝三钱，白芍三钱，炙甘草二钱，生姜三钱，大枣四枚，苍术五钱，川附子三钱，大黄二钱半。

三剂，隔日一剂。

二诊（1965 年 9 月 27 日）：服药后痛减，但因停药又作。

仍进原方。

三诊（1965年9月29日）：服药后痛又减，已能忍受，大便日二三行，口干不思饮，纳差。苔黄舌红，脉弦滑数。

仍进原方。

四诊（1965年10月4日）：服药后饮食增，大便好。疼痛减。

仍以原方将息，大黄减为二钱。

编者按：胡希恕先生常把桂枝汤加苍术、附子、大黄用于治骨质增生，为什么加大黄参见上篇第三章“讲痹证”。此处大黄用量较多，是因为尚有“大便干”之症。胡希恕先生的煎服法一般也是一方煎两次，“隔日一剂”之法，为久病缓图之意。

案 26

崔某，女，61岁。

初诊（1965年6月23日）：右肩疼已半年，始关节肿疼，约半月肿消，现只疼不肿，右臂不得上举。苔白，脉弦。

与下方：

桂枝三钱，白芍三钱，生姜三钱，大枣三枚，苍术四钱，川附子三钱，大黄二钱，炙甘草二钱。

二诊（1965年6月30日）：服上药三剂无效。

改用葛根汤加茯苓、苍术、附子。

三诊（1965年7月8日）：服上药三剂，右臂可上举及头。又服三剂，微汗，已可梳头。身热，因此加石膏一两。

四诊（1965年8月12日）：续服药二十剂，运动只稍有不适。

嘱仍以上方巩固疗效。

案 27

陈某，男，69 岁。

患者有高血压及右心室肥厚。1966 年 9 月发现颈部微强，继之两肩酸沉，两手麻木、运用失灵，吃饭时摔碗落筷，不能持笔。X 片显示颈椎第 3~7 节骨质增生。

与桂枝汤加茯苓、苍术、附子。

服二十剂后显效，已能持碗筷。因时手凉，面红，大便不畅，乃虚寒在里、外现假热之象。

将上方中的生姜易为干姜，并逐加干姜、附子之量：干姜自二钱增至五钱，附子自三钱增至八钱。如此大量用大热之干姜、附子而不影响其血压，反而使其食量增、大便畅。

服药八十剂后诸症均减，已可持笔写字，继续治疗巩固，方义一直未变。

案 28

李某，女，50 岁。

初诊：颈项强，两臂酸疼，活动不利，恶风寒。

与葛根汤加茯苓、苍术、附子。

二诊：服药后痛减，但汗出、心悸、多惊。

与柴胡桂枝干姜汤加生黄芪五钱、木防己三钱、苍术三钱、白芍三钱、炙甘草二钱。

三诊：服药后肢酸疼减轻，心悸稍知。

上方增生黄芪为一两，增生牡蛎五钱，减苍术为二钱。

四诊：服药后心悸已，肢酸疼、汗出显减。

上方增苍术为三钱。

五诊：服药后诸症均减。

再与上方加减将息之。

桂枝汤加黄芪三钱、苍术三钱、茯苓四钱、木防己三钱。

编者按：二诊时是与防己黄芪汤合方，五诊时则合用了防己黄芪汤及防己茯苓汤。

案 29

雅某，女，29 岁。

初诊（1965 年 4 月 23 日）：腰疼，坐卧均疼，右腿抬腿困难。舌净无苔，脉弦。

与桂枝汤加茯苓、苍术、附子、大黄，再加桃仁三钱。

二诊（1965 年 5 月 13 日）：服药后右腿疼已，腰疼减。

上方增附子为三钱（原方为二钱半）。

三诊（1965 年 5 月 30 日）：服上方六剂后腰腿疼均已。

案 30

黄某，女，37 岁。

初诊（1966 年 4 月 1 日）：北京积水潭医院诊断为腰肌劳损、髋关节韧带劳损、慢性关节炎。现症：四肢关节疼，下体部胀，身体不能屈伸，白带多。

与葛根汤加茯苓、苍术、附子。

二诊（1966 年 4 月 6 日）：四肢关节疼减，腰疼如初。

与麻杏苡甘汤加茯苓、苍术、附子（二钱）。

三诊（1966 年 4 月 15 日）：四肢关节疼及腰疼大减，白带亦减。

仍以上方四剂。

四诊（1966 年 4 月 22 日）：昨夜腰疼又作，疼不得眠，与过劳、天气有关。

上方增附子为三钱。（编者注：本为三至四钱，据五诊的内容修正）

五诊（1966年4月29日）：腰疼，四肢关节觉酸胀。

上方增附子为四钱。

六诊（1966年5月6日）：四肢关节疼已，但腰下部仍疼。

与越婢汤加茯苓、苍术、附子，疼已。

原按：以桂枝汤加苍术、附子、大黄治痹痛，其证亦繁复多变，如上之外，更见右腿痛，两肩亦痛，恶寒者；有左胯骨至足跟痛者；有下肢麻木酸痛，头痛沉晕，手指胀麻，恶寒，脉弦沉迟者；有历节痝，口不能开，服汤水即汗出，脉大，苔白，肌肉有萎缩之象者；有两膝及手关节痛为病已30多年，时作时休，行动困难，脉沉虚者；有风湿性关节炎，关节无处不疼，下肢沉，脉沉虚者；等。不一而足，可见是方应用之广。

案31

祁某，男。

突发两腿股膝至胯疼痛，右腿尤重，不得屈伸，行路难。肢冷，身恶寒，食欲差。针灸无效。

与桂枝汤加茯苓、苍术、附子，再加细辛一钱半，连服十余剂，弃杖而行。

案32

陈某，女，28岁。

因患感冒，服羚翘解毒片，感冒解，继发四肢关节痛，已半月，经治无效。自汗，恶风。

初诊：桂枝汤加苍术、附子。

二诊：用上药后痛已轻，但仍恶风、汗出。

上方加茯苓、黄芪。六剂愈。

编者按：胡希恕先生在讲座中对畏寒较甚的痹证主张桂枝与黄芪同用，此可参见胡希恕先生对《伤寒论》第175条的阐释。

案33

马某，女，18岁。

常发扁桃体炎，一个月前发高热，嗣后即两膝关节红肿疼痛，出红斑，一个月内陆续高热39℃左右，热则痛甚，不可屈伸，肘关节亦微痛，曾有一次晕厥。北京协和医院诊断为风湿热，注射青霉素、服阿司匹林等药无效。

初诊（1969年4月30日）：现两膝关节红肿疼痛，有红斑，前臂亦见红斑。苔白，脉滑数。发热，行动不便。

与桂枝芍药知母汤加生石膏。

二诊（1969年5月4日）：关节疼已不明显，红斑消，肿热已，除上楼时左腿稍感不利外，余无所苦。

原按：桂枝芍药知母汤之治验，尚有：腿疼水肿，头亦经常疼，多时不愈者；风湿性皮肌炎，下肢在夜间剧痛，不能安眠者；周身关节疼，有水肿，胸胁胀，时嗳气久治无效者等。有时初服此方出很多小红点，再服则疹消退。

编者按：《经方传真：胡希恕经方理论与实践》《胡希恕病位类方解》曾言："慢性关节炎下肢肿者，用本方有良验。并以本方（桂枝芍药知母汤）加石膏治年余不解的风湿热得奇效。"可为此例参考。

案34

彭某，女，29岁。

初诊（1964年12月31日）：膝疼，腹亦痛，腰以下沉重。

脉沉细。

与桂枝汤加当归二钱、川芎二钱，再加茯苓、苍术、附子。三剂。

二诊（1965年1月6日）：服上药后膝疼已，将息巩固。

案35

刘某，男，28岁。

于1954年因天寒衣薄，外受风寒致两膝关节酸痛，遇冷加重，常如置冷水中，经中西医治疗效均不显。现膝关节、肘关节均疼，四肢厥冷，恶寒，身倦无力，大便干，二日一行。苔白，脉弦滑。

初诊：与葛根汤加苍术、附子各四钱及生石膏。二剂。

二诊：服药后疼减，与上方合当归芍药散。四剂。

三诊：服药后疼又减，再与初诊时所开方。二剂。

四诊：关节疼已，厥冷亦减，仍进初诊时所开方。

案36

刘某，男，31岁。

四五年前曾有腿疼史。现右下肢沉重、肿疼，步行艰难，不能弯腰，左手无名指麻木，针灸无效。

初诊：与桂枝汤加茯苓、苍术、附子、大黄。

二诊：服药后证如前。

继与赤芍三钱，白芍三钱，炙甘草三钱，黄芪八钱，桂枝三钱，茯苓五钱，木防己三钱。

三诊：痛瘥，微觉酸麻，为巩固疗效依法将息。

上方加生姜、当归、川芎、苍术。

编者按：二诊时所开方为防己茯苓汤与芍药甘草汤合方，因有下肢沉重、肿疼，故与本方，证情得以好转。

案 37

张某，男，39 岁。

初诊（1969 年 2 月 21 日）：于六七岁时患关节炎，胯常疼，膝肩背酸痛沉痛，胸亦疼，曾服西药水杨酸钠痛减，但胃纳差，胃灼热，大便两日一行。苔白脉细。

与桂枝汤加茯苓、苍术、附子各三钱，加葛根四钱。四剂。

二诊（1969 年 2 月 25 日）：胃灼热减，纳增，痛如前。

上方加麻黄三钱，增附子为五钱。

三诊（1969 年 3 月 7 日）：胃疼、两臂肩酸已，胸背疼未减，肛门觉疼。

与麻杏苡甘汤加茯苓、苍术、附子。

四诊（1969 年 3 月 14 日）：服药后微汗，诸症均减。

上方去茯苓将息之，四剂。

案 38

于某，男，35 岁。

初诊（10 月 31 日）：先身发冷，继右手指发黑，复变白，挛痛。手痛时足不痛，足痛时手不痛，时伴右侧偏头痛，失眠，滑精。舌赤，脉沉弱。

与桂枝汤加茯苓、苍术、附子、大黄、桃仁、红花。

二诊：与桂枝汤加桃仁、茯苓、牡丹皮。

三诊（12 月 21 日）：基本痊愈。

上方加减将息之。

原注：该案西医诊为雷诺综合征。

编者按：对雷诺综合征，胡希恕先生讲课时提到他曾用过黄芪桂枝五物汤。中医临床以辨证为主，虽然有时也须辨病，但勿为病名所囿而限于主观。

案 39

某患者，女，32 岁。

全身关节肿疼，有畸形，多年卧床不起。现无热、汗出、恶风，为桂枝汤加黄芪证。投桂枝汤加黄芪、茯苓、苍术、附子，即合桂枝茯苓丸。间或单用桂枝汤加黄芪。开始亦曾用桂枝芍药知母汤。

先后服药二十余剂，可扶杖而行。

编者按：所列诸方，皆适证而选，可知必非信手拈来。

案 40

某患者，女，25 岁，清华大学学生。

舌红。面目潮红，四肢关节疼，不得屈伸，汗出，恶风，发热。脉缓弱。不能行动。

与桂枝汤加黄芪四钱、苍术四钱、附子三钱。

服一剂药，汗出而愈。

案 41

刘某，男，55 岁。

初诊：近年来周身关节痛，且有肿胀，行动不灵便，尤以手腕为甚，经针灸治疗有所减轻。脉沉。

与桂枝去芍药汤加茯苓、苍术、附子各四钱。四剂。

二诊：服药后痛减，依法加减：

桂枝汤加茯苓、苍术、附子，再加牛膝三钱。

三诊：服药后又感疼较重，再与前方。

四诊：服药后疼又减，行动灵便，自觉有力，但恶风寒。

与下方：

生黄芪一两，桂枝三钱，苍术四钱，生姜二钱，大枣四枚，炙甘草二钱，附子三钱。

五诊：因天气变化，疼又加重，仍有肿胀。

与下方：

生黄芪一两，木防己五钱，茯苓八钱，桂枝三钱，苍术三钱，白术三钱，炙甘草二钱。

六诊：服药后症瘥，但左胸中痛。

上方合当归芍药散：

生黄芪一两，木防己四钱，桂枝三钱，茯苓一两，当归三钱，川芎三钱，苍术三钱，白术三钱，枳实三钱，生姜五钱，炙甘草二钱，泽泻四钱。

关节痛、胸痛均瘥。

案 42

孙某，女，63 岁。

周身关节痛已历七年，经常发作，治疗无效。日前突然发热39.1℃，经西医治疗热退。

初诊：刻下，周身疼加重，夜不能寐，口苦欲饮，胸闷烦热时大汗出，大便三日未行。脉弦数。

与葛根汤加苍术、附子，再加石膏一两半。二剂。

二诊：周身酸痛大瘥，口苦、胸闷除，烦热未已，汗出欲饮。

与桂枝汤加茯苓、苍术、附子。三剂。

服药后，唯睡眠差，别无所苦，减茯苓、苍术量将息之。愈。

案 43

霍某，女，54岁，小学教师。

患类风湿性关节炎已多年。手小指关节屈不得伸，腰引及大腿疼，行动困难，稍坐久即不能起。

与桂枝汤加茯苓、苍术、附子，症不减。

与下方得速治：

赤芍三钱，白芍三钱，炙甘草三钱，生薏苡仁八钱，附子三钱。

编者按：更方为芍药甘草附子汤加薏苡仁而成。胡希恕先生讲《仲景方剂学》时曾说："薏苡仁为解凝性利尿药，与附子为伍，解胸痹痛，治关节痛也好使。"由此可知，治疗关节痛，苍术、附子为一个对子，薏苡仁、附子也是相似的一个对子，须知。

案 44

刘某，男，39岁。

初诊（1966年9月6日）：背部被打伤，现拘急，左肢麻木。脉弦。

与柴胡桂枝干姜汤合当归芍药散。三剂。

二诊（1966年9月10日）：拘急、麻木均有所减，仍服上方三剂。

三诊（1966年12月1日）：再服上方。拘急、麻木均愈。

案 45

赵某，男。

由于外伤，背拘急不舒，左肢麻木久治不愈。脉沉弦。

与柴胡桂枝干姜汤与当归芍药散合方。

三剂知，六剂已。

案 46

赵某，男，39 岁。

由于外伤（肋骨骨折）近年来左下肢疼，行动困难，历经北京、天津的西医治疗，被诊断为无脉症，久治无效，令其转中医治疗。

初诊（1977 年 9 月 16 日）：今见脉沉细，右脉似有似无，除下肢疼痛外，恶心不欲食，患侧肩背胁肋亦痛不可忍，因与下方：

赤芍三钱，白芍三钱，细辛二钱，附子三钱，大黄二钱，炙甘草三钱。

三剂。

二诊（1977 年 9 月 19 日）：服药后肩背胁肋痛即已，腿疼亦显减轻，但脉沉细，改用下方：

当归芍药散合柴胡桂枝干姜汤。

三诊（1977 年 9 月 28 日）：近因感冒，前证又复，但较轻，胸胁满不欲食，又易下方：

小柴胡汤合当归芍药散。

四诊（1977 年 10 月 2 日）：诸症已，食欲增进，脉已渐好转，欲回原籍，前来告别，嘱其续服前方。

编者按：初诊用大黄附子细辛汤与芍药甘草附子汤合方，在《经方传真：胡希恕经方理论与实践》中有类似此组方的刘氏医案，可见这也是常用的合方。三诊用小柴胡汤与当归芍药散的合方，《胡希恕病位类方解》中言道：“后世之逍遥散、补中益气汤的适应证，大多宜本方（小柴胡汤与当归芍药散合方），或本方去半夏加天花粉。”可参考。

案 47

霍某，男，31 岁。

一年前张口时觉颞颌关节痛，继不得张口，右身亦疼，且遗精，每四五日一次，睡不实。脉弦，苔白。

与桂枝二加龙骨牡蛎汤。

药到病除。

编者按：“桂枝二加龙骨牡蛎汤”的意思应该是在二加龙骨牡蛎汤的基础上仍加桂枝。

案 48

率某，女，20 岁。

右侧肢体疼、麻，行动不便已半年，时呕，噫气，食欲不振，少气，大便干。苔滑腻浮黄，脉沉缓。少腹硬。

与桂枝汤加茯苓、苍术、附子、大黄。

服药后呕已，少腹硬减，余症未除。

仍与前方加减：

柴胡四钱，白芍四钱，枳实三钱，桂枝三钱，生姜三钱，大枣三枚，苍术三钱，茯苓三钱，炮附子三钱，大黄二钱，炙甘草二钱。

服药后上肢症已，但下肢效差，效不更方。上方继服。

编者按：最后处方为四逆散与桂枝汤加茯苓、苍术、附子、大黄合方。

案 49

吴某，女，成年人。

1967 年 8 月：右半身麻木不仁，头痛，胸痛，胸满憋气，腰痛，噫气，口咽干，经年不愈。

先与柴胡桂枝干姜汤与当归芍药散合方加吴茱萸。服药后症减。

后与大柴胡汤合桃核承气汤加生石膏、苦桔梗。症除。

编者按：胡希恕先生在讲座中也谈及用柴胡桂枝干姜汤合当归芍药散治愈脑栓塞后遗症一案，可见此合方在中风病中亦可适证选用。

案 50

刘某，女，63 岁。

多年咳喘，心下堵，抚按有水声，白痰黏着难于咳出，前胸痛，夜则倚息不得卧。脉微数。

与下方：

麻黄三钱，桂枝三钱，白芍三钱，干姜二钱，细辛二钱，半夏三钱，五味子三钱，大枣四枚，柴胡四钱，枳实三钱，黄芩三钱，大黄二钱，生石膏一两半，炙甘草二钱。（小青龙汤与大柴胡汤合方）

三剂愈。

编者按：原文言明此为小青龙汤与大柴胡汤合方。实际为此方的加减方：去了大柴胡汤中的生姜，加了生石膏。

案 51

张某，男，30 岁。

初诊（1966 年 4 月 8 日）：宿疾为十二指肠溃疡。近日咳吐黄痰，有臭味。脉浮。

拟半夏厚朴汤加味：

半夏四钱，厚朴三钱，生姜三钱，紫苏子二钱，紫苏叶二钱，杏仁三钱，橘皮六钱，旋覆花三钱，苦桔梗三钱，竹茹三钱，生石膏一两。

三剂。

二诊（1966 年 4 月 15 日）：症已。

编者按：胡希恕先生常以半夏厚朴汤加味治感冒后咳嗽不愈，适证加杏仁、桔梗、栝楼、橘皮、桑白皮之属，有百发百中之验（参见本书第四章）。若不定神经官能症以咽中不利和胸腹满闷为标的，此方活用于不定神经官能症亦有验。即适证用于开胃进食、消胀治呕，亦均有奇效。本案初诊时则合用了橘皮竹茹汤加减。

二诊记录太简，凡此情况一般是前诊服药后效不更方，或服药后余症较轻，仍守原方或微调将息之。若证情有变，则这样述案的情况较少。

案 52

倪某，女，50 岁。

咳嗽，唾白痰，上气而喘，胸闷烦躁，恶心，不思食，大便干。

与大柴胡汤合小青龙汤。

三剂愈。

编者按：此案和案 50 处方相同，但证情有些差异。两案均有小青龙汤证；大柴胡汤证前案为喘满胸痛、心下堵，而本案为上气而喘、大便干，两者都须疏通胸腹，故选方亦同。胡希恕先生选方不但善抓主症，且深谙方证的病理机制。

案 53

李某，男，32 岁。

于 1962 年晚秋在南苑稻田拔草受凉，发咳喘，以后每个秋天都发作。

1965年秋入院以西药治疗，只能缓解一时之苦。

1965年10月9日请胡希恕先生会诊。症见：咳喘短气，胸胁胀满且痛，心中悸，背发紧酸楚，口干苦，大便正常，小便赤。苔黄。有少量黄痰。

与大柴胡汤合葛根汤加生石膏。

服药后立效，一周后痊愈出院。

案54

易某，男，19岁，军人。

入伍前每外感则发喘息，同时恶寒、发热。

现症：除上症外，时自汗心悸，头痛，不思食，口干，便秘，脉数。

与大柴胡汤合葛根汤加石膏。

数剂而愈。

案55

马某，男，34岁。

1967年1月10日：咳而喘，心下满闷，每个冬天都发作。脉微数。

初诊：与大青龙汤。三剂。

二诊：上方又加生石膏，三剂症已。

编者按：此案有疑。观证，大青龙汤证的表实郁热并不明显，脉也仅稍有些数而已（微不是脉象，而是表示程度的词。若为微脉，则为误诊），且大青龙汤中本有生石膏，二诊又曰“加生石膏”，因此疑为脉证记录不准确。在整理出的医案卡片中还有此个别现象，宜注意。

案 56

王某，男，47 岁。

每年天气大凉必发喘咳，呼吸困难，昼轻夜重，咳逆，倚息不得卧，便干，白痰。病史已七年。

病发时或与大柴胡汤合葛根汤，或与大柴胡汤合小青龙汤，或与小青龙汤加味，辄数剂而愈。

案 57

刘某，男，34 岁。

1967 年 1 月 25 日：食则腹满而喘，噫气，大便干。

与大柴胡汤合桃核承气汤去芒硝加桂枝。

六剂症已。

编者按：观本案乃因大便干、胃腹之气不通以致食则腹满而喘、呃逆噫气，故而直须疏通胸腹，与以大柴胡汤为主的合方。

案 58

任某，男。

于 1958 年患痢疾久治无效。现大便仍下脓状物，剧则日五六行，腹鸣。日前因外感遗有咳嗽未解。

与半夏厚朴汤加杏仁、苦桔梗、橘皮、大枣。

三剂咳已。

再与半夏泻心汤。六剂。

大便正常，脓状物不见。

案 59

高某，女，成年人。

初诊（1969 年 6 月 29 日）：腹痛下利，头晕失眠。

与半夏泻心汤。

二诊：服药后腹痛下利止。

与五苓散。

头晕失眠已。

案 60

罗某，男，成年人。

头痛，头晕，大便溏。

与半夏泻心汤加吴茱萸。

三剂症已。

编者按：《胡希恕病位类方解》说道：“诸头痛、头晕而呕恶较甚者，大都属本方证（吴茱萸汤证），用之有奇效。胃痛、呕吐、恶心、腹鸣、大便溏者，可与半夏泻心汤加吴茱萸（不异于本方与半夏泻心汤合方）。”

案 61

马某，男，成年人。

十二指肠溃疡，胃痛恶心，噫气不除。

与旋覆代赭汤加乌贼鱼骨一钱半、贝母三钱。

三剂症除。

编者按：《胡希恕越辨越明释伤寒》言及：“十二指肠溃疡见心下痞硬、噫气频作者，于本方（旋覆代赭汤）加乌贼鱼骨、乳香、没药等有验，大便潜血加白及。”此为胡希恕先生的常用方。

案 62

赵某，男，成年人。

初诊（1966 年 3 月 18 日）：于 1963 年发现十二指肠球部溃疡。现症：时胃痛，泛酸，腹胀，欲呕，吐白沫，头常痛，脉弦。

与半夏厚朴汤合吴茱萸汤加橘皮。

二诊（1966年3月25日）：服上药四剂，胃疼、呕、吐白沫、头痛诸症已，泛酸减。唯脘尚胀。

上方去紫苏子加木香二钱、砂仁三钱，增吴茱萸为三钱。

症已。

编者按：初诊时所开的半夏厚朴汤原方中无紫苏子，此处有它乃是胡希恕先生习用的加味药，故二诊乃言上方去紫苏子。方中加橘皮，是合用橘皮汤之意。

案63

杜某，男，成年人。

胃灼热，腹胀，噫气不除，不欲食，患病已有三四年。

与旋覆代赭汤合橘枳姜汤。

愈。

案64

冯某，男，37岁。

初诊（1966年4月15日）：患胃病已四五年，现症：胃脘胀满，噫气反酸，有时干哕，夜难入眠，二便正常。苔白腻，脉弦细。

与旋覆代赭汤合半夏厚朴汤加橘皮五钱。

二诊（1966年4月22日）：胃脘胀满、噫气反酸均有好转，唯睡眠不佳。

上方加木香。

三诊（1966年5月6日）：早晨起床时觉心如啖蒜，后半夜觉口干，别无所苦。

上方加天花粉四钱，去厚朴、紫苏子。

四诊（1966 年 5 月 13 日）：口干、如啖蒜解，但复有胃满微痛、吐酸、噫气等症。

再与半夏厚朴汤加橘皮五钱。

五诊（1966 年 5 月 20 日）：吐酸已，但后半夜仍觉胃胀痛。再与初诊时所开方。

六诊：与上方将息之。

诸症已。

案 65

曹某，男，成年人。

胃痛，腹胀痛，呕吐黏白痰，咽如物堵，大便干如球状，喜热食，畏冷，身羸瘦。

与下方：

半夏四钱，厚朴三钱，生姜三钱，橘皮四钱，茯苓三钱，吴茱萸二钱，当归二钱。

三剂知，六剂已。

编者按：此方为半夏厚朴汤去紫苏叶与橘皮汤合方的加减方。

案 66

戚某，男，成年人。

头痛、头晕、呕吐已二三年，治未愈。

与吴茱萸汤。

三剂症已。

编者按：《胡希恕病位类方解》说道："诸头痛、头晕而呕恶较甚者，大都属本方证（吴茱萸汤证），用之有奇效。"

案 67

李某，女，31 岁。

1967 年 1 月 21 日：自昨天以来，呕吐两次。始则胃痛，嗣即恶心呕吐、便溏、腹痛。

与半夏泻心汤加吴茱萸三钱。

三剂症已。

案 68

李某，女，成年人。

1968 年 8 月 17 日：心悸，短气，呕逆，不欲食。

与生姜泻心汤。

三剂症已。

编者按：本案为证，乍看似小半夏加茯苓汤证，但以生姜泻心汤而得速效。概因虽无干噫食臭、肠鸣下利之生姜泻心汤的主症，但病机必是胃气不振、饮邪内凑之为呕、为悸、胃虚不欲食，故用之有效。不然者则否。

案 69

王某，男，成年人。

胃下垂，胃疼，气短。

与五苓散。

三剂症已。

编者按：五苓散亦有用于胃痛的机会，但必有五苓散之为证表现或符合该方证之病机才可，本案述证不够详细。

案 70

陈某，男，45 岁。

宿有肝炎史。

初诊（1965年9月4日）：饭前饭后均胀甚，饮食不振，恶心，头晕。脉沉实，苔白少津。口微干，噫气频。

与下方：

半夏四钱，厚朴四钱，党参三钱，生姜三钱，大枣四枚，吴茱萸二钱，炙甘草二钱，白术二钱，茯苓三钱，砂仁一钱，木香二钱，橘皮三钱。

三剂。

二诊（1965年9月7日）：上腹胀已，恶心瘥，头晕、口干减。

上方再三剂。

三诊（1965年9月10日）：腹胀又减，恶心已，头晕亦减，口干未已。

上方增生姜为四钱，增紫苏子三钱。三剂。

四诊（1965年9月16日）：腹胀又作，便溏、头晕、口干减。苔白少津，脉沉弦。

仍遵前方：

半夏四钱，厚朴五钱，党参三钱，生姜三钱，大枣四枚，茯苓三钱，吴茱萸三钱，紫苏子三钱，砂仁一钱，木香二钱。

五诊（1965年10月5日）：诸症大减，右胁微疼。

上方加当归、香附各三钱。

六诊（1965年10月23日）：腹胀已。

编者按：本案始终坚持以厚朴生姜半夏甘草人参汤为主，或加减，或合方以治之，终获全功。

案71

晏某，女，46岁。

患肝硬化腹水，兼有脉结代，心律不齐明显，且心慌短气。

与大柴胡汤、桂枝茯苓丸合剂，兼用大黄䗪虫丸。

复诊时脉结代已，听诊时期外收缩偶有所见。

编者按：胡希恕先生在讲座中谈到："肾炎的腹水吃越婢加术汤非常好使，但是肝硬化的腹水用它就不行。若是血分的水肿光利尿解决不了问题，它是先病血后病水，这种水病叫做血分为病，这个病不光妇人有，男人也有。这腹水要看是怎样一种水肿，像上面说的肾炎的那种水肿，它纯粹是气分为病，所以发汗、利水就可以好；肝硬化的腹水是血分为病，光利水就不行，用大黄䗪虫丸这个药就很好使，所以要坚持用，它是有效的。古人也有用鳖甲煎丸的。"

《胡希恕越辨越明释伤寒》说道："结脉多有瘀血，一般以大柴胡汤合桂枝茯苓丸或桃核承气汤治之。"《胡希恕病位类方解》谈到："余曾以大柴胡汤与桃核承气汤合方治疗脉结代之实证，屡验。"此皆可为本案之参考。

案 72

刘某，男，成年人。

肝炎，肝区疼痛，肝功能不正常。

与四逆散、桂枝茯苓丸、茵陈五苓散合方加丹参，自 4 月 5 日至 5 月 28 日连服。得全治。

案 73

金某，女，成年人。

原系肝炎患者。服四逆散、桂枝茯苓丸合方加当归、苦桔梗，诸症好转。

突然有一日皮肤痒甚，原方加栀子四钱，服后痒即已。

又近患下利，日十余行，发热恶寒。与葛根加半夏汤。二剂。热解利止。

案 74

王某，男，34 岁。

患慢性肝炎多年，近突发黄疸，经中西医治疗，黄疸指数（胆红素浓度）逐渐升高。其人面目俱黄如橘色，发热，口舌干，有黄苔，胸胁满，恶心不欲食，便秘。

与大柴胡汤与茵陈蒿汤合方。连服二十余剂，黄退，肝功能完全恢复正常，旧有之肝病亦随之而解，出院。

案 75

谭某，男，成年人。

1967 年 2 月 26 日：两肾俞及腰酸痛，食则胃胀，下肢沉，身疲倦。肝功能不正常。

与下方：

柴胡四钱，黄芩三钱，天花粉六钱，生牡蛎四钱，桂枝三钱，干姜三钱，白芍四钱，当归三钱，川芎三钱，桑寄生六钱，牛膝三钱，茯苓三钱，炙甘草二钱。

连服十九剂，诸症消失，肝功能正常。

编者按：本案为柴胡桂枝干姜汤与当归芍药散合方加味。

案 76

贾某，男，50 岁。

1973 年 2 月：慢性肝炎，肝功能不正常，肝区疼痛，腰腿酸软无力，时腹胀。脉弦。

与柴胡桂枝干姜汤与当归芍药散合方，更加丹参、茵陈。

服药后症已，肝功能恢复正常。

但工作过劳时又复，仍与上方即治。

编者按：《金匮要略 · 惊悸吐衄下血胸满瘀血病脉证治第十六》曰："腹不满，其人言我满，为有瘀血。"说明腹满也常常是瘀血的一个表现，特别是在肝炎病人中多见。观本案及上案，没有特意去治疗腹胀或胃胀，用两者合方补虚温中、解热活血、养血利饮，其症也能自缓。

案 77

沈某，男，40 岁。

慢性肝炎，肝功能不正常，肝区疼痛，身无力。脉弦细。

与柴胡桂枝干姜汤与当归芍药散合方，加丹参、茵陈。

连服二十余剂，肝功能正常，症已。其可以照常工作，未再复。

案 78

某患者，女，30 岁。

慢性肝炎，转氨酶过高，肝区疼痛，大便燥结。

先与四逆散合当归芍药散加丹参、茵陈，虽有效但效缓。

参上症，再与大柴胡汤与桂枝茯苓丸合方。连服十余剂，转氨酶即下降到接近正常值。

仍以原方将息。

附案

（1）小柴胡汤加石膏治肺炎、肺出血案

"肺炎也有喘证，一般可用麻黄杏仁甘草石膏汤，但要注意，吃完此方不见症轻者应赶紧变方，不可固执成见。此案胡希恕先生用小柴胡汤加石膏取效。若喘得厉害，小柴胡汤加石膏再加半夏厚朴汤就很好使。病人有肺炎，经胸部荧光透视发现肺部有一条线状物，此为肺出血的情况，服此药后即可吸收，甚妙。"

（2）桂枝附子汤治虚寒胃病案

“其人有胃病，同时其关节痛，用桂枝附子汤治之，关节痛好了，同时胃病也好了，此真虚寒证也。”

（3）承气汤治中毒性痢疾高热昏迷案

“值得提及的一例是中毒性痢疾，病人来时高热不退而不拉稀，时至昏迷，脉实数，干热（无汗之意），面灰白。此急下之证，亟用承气汤，勿得犹豫耳。”

编者按： 既然是急下之证，应该用的是大承气汤。

（4）大柴胡汤加桂枝茯苓丸速治肝功能异常案

“痛重，肝功能破坏得厉害，苔黄，大便燥结（实），此者该攻也得攻，宜大柴胡汤加桂枝茯苓丸。此类为证虽峻但却比较好治，有例病人谷丙转氨酶有 800U/L 多，也得速效。”

（5）四逆散加桂枝茯苓丸愈过敏性紫斑案

“又治一过敏性紫斑：腹痛，大便有血、不太实，大便也不干，用四逆散加桂枝茯苓丸，愈。”

（6）苓桂术甘汤加味治似狂似癫案

“有一种似狂不狂、似癫不癫的病情者殊不好治，若有耐心，适证调理得法，亦间有愈者。吾曾以苓桂术甘汤加朱砂、龙骨、牡蛎，大柴胡汤加龙骨、牡蛎，桂枝去芍药汤加龙骨、牡蛎试之有效，盖取‘怪病当问水’也。”

（7）大柴胡汤加桂枝茯苓丸治癫痫案

“某军人的一小儿病癫痫，与大柴胡汤加桂枝茯苓丸有效，此属瘀血者。”

（8）五苓散愈癫痫案

“某患者，小便不正常，一犯病（癫痫）则小便不禁，用五苓散，愈。”

二、20世纪80年代的中医杂志中有关胡希恕先生的医案汇集

资料说明：除了胡希恕先生自己发表的那两篇论文外，在20世纪80年代的中医杂志上还发表有多篇有关胡希恕先生的论文：《胡希恕老中医治疗哮喘经验》《黄汗刍议》《胡希恕老中医应用大柴胡汤验案》《胡希恕老中医治疗肝炎经验》《著名的〈伤寒论〉研究者和经方家胡希恕》《胡希恕老中医应用大柴胡汤治疗慢性病的经验》，详见参考文献，其中前三篇论文写于胡希恕先生生前。现将这些论文中的医案，除去前面已引用过的，汇集于下。

1. 大柴胡汤合桂枝茯苓丸加减治愈哮喘持续状态案

康某，男，36岁，门诊病历号143153，初诊日期为1964年4月29日。

病情摘要：三年前因吃辣椒而发哮喘，虽常服中西药却迄今未愈。冬夏皆犯病，每每因偶尔咳嗽或喷嚏而发作。消化差，大便干燥时为将发之兆。发作时喘满、胸闷、倚息不得卧。曾在长春、沈阳、哈尔滨等各大医院治疗均不见效而来北京治疗。曾用割治疗法、两侧颈动脉体摘除等疗法，皆无效果；又以补肺补肾等方治疗七个多月，症状有增无减，告之“虚不受补”。他精神痛苦甚感绝望，到胡希恕先生这里做最后一试。

现症：喘闷，胸腹胀满，昼轻夜重，倚息不得卧，口干，便秘，心中悸烦，眠差易醒，苔薄白，脉沉缓。据证已用补虚无效当疑此哮非虚。再看哮喘发作时见胸胁苦满、腹胀、便秘等，稍加仔细分辨即知此证为实证无疑，乃为内有实邪阻肺之哮喘。

据证与大柴胡汤合桂枝茯苓丸加减：

柴胡 12 克，半夏 12 克，黄芩 10 克，生姜 10 克，枳实 10 克，炙甘草 6 克，白芍 10 克，大枣 4 枚，大黄 6 克，桂枝 10 克，桃仁 10 克，茯苓 10 克。

结果：上药服第二剂后症状减轻，服第三剂后大便通畅，哮喘未作，胸胁满、腹胀、心中悸烦均息，唯口干不解。原方再进三剂遂愈。停用西药氨茶碱等。经两年半随访，未见复发。

编者按：此案出于《胡希恕老中医治疗哮喘经验》一文。

2. 射干麻黄汤加减治愈老年人哮喘案

王某，女，62 岁，门诊病历号 18161，初诊日期为 1979 年 5 月 4 日。

病情摘要：得肺炎后患咳喘，1978 年至今咳喘一直未得到缓解，上月底感冒后哮喘更甚。

现症：哮喘甚，喉中痰鸣，伴咳吐白痰且量多，恶寒背冷，口中和，大便溏，日二三行，苔白微腻，脉弦细。听诊时两肺满哮鸣音，左肺有湿啰音。

脉证合参，此为外寒内饮、合邪阻肺，治以散寒化饮、化痰降逆，与射干麻黄汤加减：

射干 10 克，麻黄 10 克，桑白皮 10 克，干姜 6 克，桂枝 10 克，杏仁 10 克，炙甘草 10 克，款冬花 10 克，半夏 10 克，五味子 10 克。

结果：上药服三剂，喘平，咳嗽吐白痰仍多，左肺偶闻干鸣音未闻湿啰音。上方继服。1979 年 7 月 17 日随诊，仅有胸闷、吐少量白痰。

编者按：此案出于《胡希恕老中医治疗哮喘经验》一文。

3. 大柴胡汤加生石膏加减治疗高热案

秋某，男，75 岁，门诊病历号 86201。

1981 年 1 月 22 日初诊：1980 年 10 月下旬感冒发热，体温达到 38.7℃，用庆大霉素等治疗热不退，几天来每晚先手足发冷，继则身热，体温在 39℃以上，口干舌燥，两胁胀满，呕逆不欲食，大便干燥，舌苔黄但左半边白，脉沉细。

与大柴胡汤加生石膏加减：

柴胡 18 克，黄芩 10 克，半夏 12 克，白芍 10 克，枳实 10 克，生姜 10 克，大枣 4 枚，大黄 3 克，炙甘草 6 克，生石膏 45 克。

三剂症减，但大便仍干。上方增大黄为 6 克，继服三剂，诸症消失，停药一个月未见复发。

编者按：此案出于《胡希恕老中医应用大柴胡汤验案》一文。大柴胡汤加甘草即是与四逆散合方之意。

4. 大柴胡汤合桂枝茯苓丸加减治疗病毒性脑膜炎案

郭某，男，53 岁，门诊病历号 25201。

1976 年 7 月 9 日初诊：去年 8 月经腰椎穿刺确诊为病毒性脑膜炎。经西药治疗七八个月仍午后低热，体温为 37.3℃，神情呆滞，语无伦次，记忆力显著减退，两手震颤，走路不稳，伴口苦咽干，大便不爽日二三行，苔黄厚腻，脉弦滑数，指鼻试验阳性。

与大柴胡汤合桂枝茯苓丸加减：

柴胡20克，半夏12克，黄芩10克，白芍10克，桂枝10克，茯苓12克，牡丹皮10克，桃仁10克，熟军（熟大黄）10克，枳壳10克，生姜10克，大枣4枚，炙甘草6克，生石膏45克。

药服九剂后，手颤好转，说话较有条理，能自行，大便日一二行，体温在37℃以下，指鼻试验阴性。继治二个月，精神及语言正常，除记忆力差外他如常人。

编者按：此案出于《胡希恕老中医应用大柴胡汤验案》一文。

5. 柴胡桂枝干姜汤合当归芍药散加减治疗慢性肝炎案

伊某，女，26岁，门诊病历号4216。

自1976年4月起肝功能一直不正常，经中西药治疗不见好转，后在本院门诊以清热利湿、活血解毒法治疗半年多亦未见好转。查肝功能：血清麝香草酚浊度试验（TTT）8U/L，血清麝香草酚絮状试验（TFT）2个加号，谷丙转氨酶（GPT）766U/L，乙肝表面抗原阳性。症见：下肢酸软，右胁疼痛，恶心嗳气，纳差，夜间肠鸣，月经提前，苔薄微黄，脉弦细。证属肝郁血虚兼停饮，治以疏肝和血化饮。

与柴胡桂枝干姜汤合当归芍药散加减：

柴胡18克，黄芩9克，天花粉12克，生牡蛎10克，桂枝9克，干姜6克，白芍12克，当归9克，川芎9克，王不留行9克，丹参30克，茵陈24克，茯苓15克，苍术9克，炙甘草9克。

服上药三剂，因出现尿频、尿痛改服猪苓汤三剂，症除。又因恶心、腹胀、大便溏等改服小柴胡汤六剂，恶心、腹胀消失，大便转正常。再投初诊时原方，加减服用二个月，12月17日查肝功能正常。

编者按：此案出于《胡希恕老中医治疗肝炎经验》一文，又见于《肝炎肝硬化专辑（当代名医临证精华）》。

6. 大柴胡汤合桂枝茯苓丸、茵陈蒿汤加减治疗乙肝转阴案

索某，男，25岁，门诊病历号43609。

自1977年4月诊断为肝炎，谷丙转氨酶（GPT）一直波动在300~ 600U/L，曾经住院服西药治疗一年无效。本月查肝功能：谷丙转氨酶（GPT）600U/L以上，血清麝香草酚浊度试验（TTT）10U/L，血清麝香草酚絮状试验（TFT）1个加号，乙肝表面抗原阳性。症见：乏力，肝区疼痛，小便黄，经常咽痛，复查谷丙转氨酶（GPT）明显升高，苔薄白，脉弦数。胡希恕先生指出：此证虽病久且见乏力，乍看为虚，但细查脉证，实为肝郁偏实热之证，故拟以疏肝祛瘀、清热利湿之法。

与大柴胡汤合桂枝茯苓丸、茵陈蒿汤加减：

柴胡20克，半夏12克，白芍10克，黄芩10克，枳壳10克，大枣4枚，大黄4克，生姜10克，桂枝10克，桃仁10克，牡丹皮10克，茯苓12克，炙甘草6克，茵陈18克。

上药服三个月，咽痛未作，肝区疼痛偶现。查肝功能：谷丙转氨酶（GPT）143U/L，血清麝香草酚浊度试验（TTT）阴性，血清麝香草酚絮状试验（TFT）阴性，乙肝表面抗原阳性。但大便转溏，乏力、腹胀明显，说明证已变，即实邪已除，只剩本虚，故方亦变，与柴胡桂枝干姜汤合当归芍药散加茵陈、丹参。服一个月，症状消失，肝功能正常，乙肝表面抗原阴性。

编者按：此案出于《胡希恕老中医治疗肝炎经验》一文。

7. 大柴胡汤合己椒苈黄丸治肝炎肝硬化腹水案

王某，男，25岁，门诊病历号3343。

患者腹胀，纳差，下肢水肿，经某医院诊断为肝炎、肝硬化。症见：腹胀，低热，纳差，乏力，头晕，便溏，尿黄，舌质红，苔薄白，脉弦数。形体消瘦，腹部膨隆，腹水征阳性，下肢水肿。实验室检查：谷丙转氨酶（GPT）大于600U/L，血清麝香草酚浊度试验（TTT）17U/L，血清麝香草酚絮状试验（TFT）1个加号，乙肝表面抗原阳性。蛋白电泳：白蛋白46.4%，α_1球蛋白3.48%，α_2球蛋白8.7%，β球蛋白14.9%，γ球蛋白26.7%。腹腔穿刺：细胞总数3.1×10^9/L，白细胞数2.8×10^9/L。超声波检查：肝肋下1.5cm。

首服大柴胡汤合己椒苈黄丸：

柴胡12克，半夏10克，黄芩10克，枳壳10克，白芍10克，生姜10克，大枣4枚，木防己10克，椒目10克，大黄6克，葶苈子10克。

七日后因出现鼻衄、心中烦热而与三黄泻心汤，服四剂鼻衄止，心中烦热消失，而以少腹坠痛、肝区疼痛、纳差、下肢水肿为主，与四逆散合当归芍药散加减。服药月余，纳增，面丰满而红润，而以肝区疼痛、气短、小便少、下肢水肿为主，故改服柴胡桂枝干姜汤合当归芍药散加丹参、茵陈。半个月后查腹水已消，下肢水肿也不明显，仍以前方（大柴胡汤合己椒苈黄丸）加减治疗五个月余，查肝功能已正常。

编者按：此案出于《胡希恕老中医治疗肝炎经验》一文。

8. 大柴胡汤合桂枝茯苓丸加减治疗蛛网膜炎案

许某，男，46岁，门诊病历号55605。

初诊日期为1965年4月7日。曾在某医院经腰椎穿刺诊断为“蛛网膜炎”“脑动脉硬化”“椎-基底动脉供血不足”“喘息性支气管炎”。曾在某医院服中西药毫无疗效，观其所用中药多属活血、平肝潜阳诸法。

近来看报、看书时则视物昏花，头晕头痛，耳鸣发热，两太阳穴发胀，胸胁苦满，心口常有气上冲之感，咳喘吐黄痰且量多，手足心热，口干不思饮，左腿外侧疼，苔薄白，脉沉弦。

辨证属少阳阳明合病且夹痰夹瘀。

以柴胡 15 克、黄芩 10 克、半夏 12 克、枳实 10 克、生姜 10 克、大枣 4 枚、炙甘草 6 克、桂枝 10 克、赤芍 10 克、红花 10 克、茯苓 10 克、大黄 6 克、生石膏 45 克治之。

上药服三剂，头晕、头痛俱减，气上冲感亦减。因咳痰仍多，给服半夏厚朴汤加栝楼、旋覆花、竹茹、杏仁三剂，咳痰减，继用上方加减，治疗二个月，仅见轻微头晕、咳嗽，可连续用脑一个小时。再服药三个月，可连续用脑二个小时，除气短外无其他不适。

编者按：此案出于《胡希恕老中医应用大柴胡汤治疗慢性病的经验》一文。

9. 大柴胡汤合桂枝茯苓丸加减治疗胃脘痛案

田某，男，33 岁，门诊病历号 20401。

初诊日期为 1966 年 6 月 1 日。胃脘痛五年，胃肠道钡剂造影检查确诊为慢性胃炎。胃脘时痛，胸胁苦满，嗳气，胃灼热，口苦，微恶心，气短心悸，嗜睡乏力，大便先干后溏，苔薄白，脉弦迟，右上腹压痛明显。

辨证属少阳阳明合病且夹瘀夹饮。

以柴胡 10 克、黄芩 10 克、半夏 12 克、赤芍 12 克、枳壳 10 克、生姜 10 克、大枣 4 枚、桂枝 10 克、茯苓 10 克、桃仁 10 克、牡丹皮 10 克、大黄 6 克、炙甘草 6 克治之。

上药服三剂，胸胁苦满、胃脘痛皆减。继服三剂，胃脘痛已。上方再加橘皮 20 克，加生龙骨、生牡蛎各 15 克，服三剂，诸症皆消。

编者按：此案出于《胡希恕老中医应用大柴胡汤治疗慢性病的经验》一文。复诊加用橘皮是合用橘枳姜汤之意。

10. 大柴胡汤合桂枳姜汤加减治疗胸痹案

葛某，男，40 岁，门诊病历号 146415。

初诊日期为 1964 年 12 月 17 日。于 1964 年 7 月 27 日突然发生心绞痛，呼吸困难，心电图检查确诊为心肌梗死，经住院治疗好转。但经常胸痛，胃脘痛，两胁下疼。胸闷如压重物，心动悸，心慌易惊，头胀疼，大便不畅，走路缓慢，以手按胸，舌质红，苔薄白，脉沉弦。

辨证属少阳阳明合病兼痰瘀阻胸。

以柴胡 12 克、半夏 10 克、黄芩 10 克、白芍 10 克、枳实 10 克、桂枝 10 克、桃仁 10 克、生姜 10 克、大枣 4 枚、大黄 6 克治之。

上药服三剂，胸胁痛俱减，大便色黑为瘀血下行之象。上方再加茯苓、牡丹皮、炙甘草继服一周，胸闷、胁痛又减，再进药二个多月，自感无不适，可参加轻体力工作。

编者按：此案出于《胡希恕老中医应用大柴胡汤治疗慢性病的经验》一文，未见于其他资料。

11. 大柴胡汤合桂枝茯苓丸加减治疗头痛喜忘案

张某，男，47 岁，门诊病历号 132891。

初诊日期为 1981 年 3 月 13 日。1968 年 8 月被高压电击伤，晕倒不省人事约一分钟，身体有 7 处被灼伤，自此常感头痛喜忘，迄今未愈。曾多处求医治无效，又服天麻斤许，也毫无效果。

近症：现后头痛，胸腹满，早起恶心，喜忘，舌苔白中夹黄，脉沉弦。

辨证属少阳阳明合病兼瘀血阻络。

以柴胡 20 克、半夏 12 克、黄芩 10 克、枳实 10 克、白芍 10 克、生姜 10 克、大枣 4 枚、桂枝 10 克、桃仁 10 克、牡丹皮 10 克、茯苓 10 克、大黄 6 克、炙甘草 6 克、生石膏 45 克治之。

上药服六剂，头痛、胸腹满减轻。继服上方十剂，1981 年 4 月 23 日因腿疼来诊，告之头痛、胸腹满、喜忘都已痊愈。

编者按：此案出于《胡希恕老中医应用大柴胡汤治疗慢性病的经验》一文。

三、网络载胡希恕先生医案、轶事三则

资料说明：网名“医者”之人在“经方医学论坛”发表了《晚年胡希恕》一文，作者应该是跟胡希恕先生学习过。第三例则是节选自单志华写的《我的老师》一文。

1. 为陈毅元帅治病

“先生看病如下棋。他下棋，对棋的每一步都记得清清楚楚。他观棋，回去后必能复盘无误。他常与老友陈慎吾先生一起复盘，这个共同的业余爱好成了这对挚交知己最重要的见证。先生看病，对于病人的外貌形象，不论见过多久，总是记忆犹新，或许他一时想不起他所看的这个病人的名字，但一提到某天某病，先生立即能反应出当时的景象。唯有一次例外：一日先生应陈毅之约到他家看病，之后又下围棋，回家后，他只记得下棋的事，

不记得看病的事了。”

2. 抓主症，善望诊，用麻黄附子细辛汤案

“先生诊病如快刀斩乱麻，竟常有望而知之的胜境。一日，弟子介绍一友人来看病，患者久病不愈，一进门说明来意，尚未描述病情症状，先生便已写好处方，言明拿回去服一剂便好，患者大为诧异，但素服先生疗效，虽半信半疑亦不敢多问。其后效果确如先生之言，此事令人百思不得其解。

当时来看病的这位病人是北京联合大学的一位教师。北京联合大学的校史很复杂，中间名称变动很多，后来北京联合大学中医药学院并入首都医科大学了。先前的教师由北京中医医院调入的很多。这个病说是说慢性病，其实是与他的体质有关，当时所开的方子是麻黄附子细辛汤。后来胡希恕先生的解释是‘见到病人面色青就不用多考虑了’。

胡希恕先生看病，对病人是很好的，大家从郝万山教授讲《伤寒论》的课中应该了解到一点了。主要是胡希恕先生的经验积累到了一定程度，他的问诊极其简短，问一两句就可以开处方，这种抓主症的功夫是几十年积累的结果。”

3. 峻剂攻下挽救心肾衰竭案

“在跟随刘渡舟先生攻读中医经典著作期间，1982 年初夏，一个偶然的机会，让我有幸结识了北京中医药大学东直门医院的另一位名老——胡希恕先生。

记得我父亲当时患肺源性心脏病住院，病情发展出现肾积水，导尿失败，其中一位名老提出用麝香外敷肚脐，借其芳香开窍之力或许有效，于是院方派人去山西拿回一点上好的麝香给我父亲用上，果然尿液点滴而出，可是也就这样了，终未能解决问题。

父亲病情在恶化，高热、神智昏迷、大小便闭塞不通，已出现心力衰竭合并肾功能不全。院方邀请北京中医药大学的六位名老中医（包括董建华、王绵之、刘渡舟、胡希恕、赵绍琴、杨甲三）会诊，有位名老提出心力衰竭合并肾功能不全当以扶正为主，先保心肾控制住病情。

84 岁的胡希恕先生诊完舌象、脉象后，提出一个与众人截然不同的'峻剂攻下'法并开处方，他还说'小大不利治其标'，必须先解决大小便问题。这就是救人！他的态度非常坚决，众名老念其年事最高便都依了，但大家都捏着一把汗。服药到第二天，奇迹发生了：大便五次，开始排尿。到第五天，尿量已达正常，肾积水消失，父亲开始下地活动……

后来刘渡舟先生在胡希恕先生著作的序言中写道：'每当在病房会诊，群贤齐集，高手如云，惟先生能独排众议，不但辨证准确无误，而且立方遣药，虽寥寥几味，看之无奇，但效果非凡，常出人意外，此皆得力于仲景之学也。'

就这样，一周后父亲出院了。为表达谢意，父亲准备了两瓶茅台酒让我送给胡希恕先生。老人家那会儿住在东直门医院的宿舍，这是一个小两居室，采光也不太好。

记得那是一个午后，大约 3 点半，估计老人家午睡已醒，我携礼登门致谢。胡希恕先生连连摆手说：你父亲就是太客气，没这个必要嘛！我说这是家父的一点心意，还请您笑纳。

落座后，我见桌子上摆着围棋盘，还有布局的棋子，便问胡希恕先生：您在跟谁下棋？胡师母在一旁回答：他是自己跟自己下。有这等下法？我感到奇怪。胡希恕先生问我会下围棋吗？我说只学了一点点，谈不上会。胡希恕先生说：祖宗发明的围棋不仅是用于娱乐，也是医生看病不同阶段的一种演示，我自己跟自己下，考虑的是用药如用兵，怎么开局、怎么落子、怎么布阵，这里头辗转腾挪，显尽机巧，是为轻灵一路；另一面，走坚实一路，步步为营，渐展威风。棋局经常会纷繁缭乱，但心绝不能乱。看病如下围棋，要有识有胆，胆识俱备。我痴痴地听着，这不就是陆游所说的‘功夫在诗外’吗?”

参考文献

1. 冯世纶．胡希恕讲伤寒杂病论［M］．北京：人民军医出版社，2007.

2. 冯世纶，张长恩．中国汤液经方——伤寒杂病论传真［M］．北京：人民军医出版社，2005.

3. 冯世纶．中国百年百名中医临床家丛书·胡希恕［M］．北京：中国中医药出版社，2001.

4. 冯世纶．经方传真：胡希恕经方理论与实践［M］．北京：中国中医药出版社，1994.

5. 冯世纶，张长恩．解读张仲景医学经方六经类方证［M］．北京：人民军医出版社，2006.

6. 冯世纶，张长恩．胡希恕病位类方解［M］．北京：人民军医出版社，2008.

7. 胡希恕．伤寒论通俗讲话［M］．北京：中国中医药出版社，2008.

8. 张长恩．中国汤液方证［M］．北京：人民军医出版社，2005.

9. 张长恩．中国汤液方证续［M］．北京：人民军医出版社，2008.

10. 胡希恕．基于仲景著作的研究：试谈辨证施治［J］．北京中医学院学报，1980，（4）．

11. 胡希恕．柴胡剂的应用概述［C］//东直门医院科研处．北京中医学院东直门医院学术论文汇编（1978~1981）：第1辑．北京：东直门医院科研处，1983.

12. 胡希恕．胡希恕伤寒论讲座［M］．北京：学苑出版社，2008.

13. 胡希恕．胡希恕金匮要略讲座［M］．北京：学苑出版社，2009.

14. 段治钧．胡希恕越辨越明释伤寒［M］．北京：中国中医药出版社，2009.

15. 段治钧．胡希恕讲仲景脉学［M］．北京：中国中医药出版社，2011.

16. 胡希恕．胡希恕讲《温病条辨》拾遗［M］．北京：人民军医出版社，2009.

17. 冯世纶．胡希恕老中医治疗哮喘经验［J］．北京中医学院学报，1981，(2)．

18. 胡希恕．黄汗刍议［J］．北京中医杂志，1983，(4)．

19. 冯世纶．胡希恕老中医应用大柴胡汤验案［J］．北京中医学院学报，1984，(4)．

20. 冯世纶．胡希恕老中医治疗肝炎经验［J］．中医刊授自学之友，1985，(2)．

21. 张长恩，冯世纶．著名的《伤寒论》研究者和经方家胡希恕［J］．北京中医杂志，1986，(3)．

22. 时明，冯世纶．胡希恕老中医应用大柴胡汤治疗慢性病的经验［J］．中医药研究，1987，(3)．

23. 陶有强，石应轩．冯世纶经方临床带教实录［M］．北京：人民军医出版社，2006.